黄帝内经中的食疗养生

满江　易磊／主编

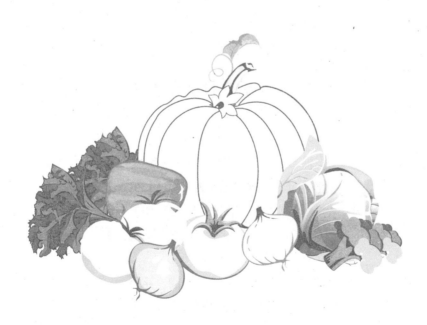

上海科学技术文献出版社

图书在版编目（CIP）数据

黄帝内经中的食疗养生/满江，易磊主编. — 上海：上海科学技术文献出版社，2013.1

ISBN 978-7-5439-5609-4

Ⅰ.①黄… Ⅱ.①满… ②易… Ⅲ.①《内经》— 食物疗法②《内经》— 食物养生 Ⅳ.①R221 ②R247.1

中国版本图书馆CIP数据核字(2012)第273004号

责任编辑：忻静芬

黄帝内经中的食疗养生

满江，易磊 主编

*

上海科学技术文献出版社出版发行

（上海市长乐路746号 邮政编码200040）

全 国 新 华 书 店 经 销

北京世纪雨田印刷有限公司印刷

*

开本 710×1010 1/16 印张 17 字数 220千字

2013年1月第1版 2013年6月第2次印刷

ISBN 978-7-5439-5609-4

定价：28.00元

http://www.sstlp.com

序 言

食养：健康的必由之路

说到食物，最为重要的就是吃什么。通常点菜时，人们都习惯以"喜欢"为标准，换句话说，在吃的问题上，大多数人都在投其所好。似乎喜欢吃什么，不喜欢吃什么，成为了选择饮食的标准。针对这一点，《黄帝内经》说得很清楚，叫"五谷为养，五果为助，五畜为益，五菜为充"。尽管只有16个字，不仅对食物做了大体的分类，而且还就食物的作用做了说明，从中，我们能读到上古真人给我们的"忠告"。

"五谷为养"是指将黍、粟、菽、麦、稻等谷物和豆类作为养育人体之主食。这里说得很明白，五谷具有"养"的重要作用，地位非同寻常。

"五果为助"系指枣、李、杏、栗、桃等水果、坚果，有助养身和健身之功效。

"五畜为益"指牛、犬、羊、猪、鸡等禽畜肉食，对人体有补益作用，能增补五谷主食营养之不足。这里的"益"字，定位了"五畜"的补养作用，尽管有补养的作用，但仍不是主要成分。

"五菜为充"则指葵、韭、薤、藿、葱等蔬菜。充，即补充。尽管对人体健康起到的是补充的作用，但绝非可以小视。对照现实生活，就是尽可能别吃反季节的蔬菜。说话讲场合，吃菜讲气味。在中医学看来，食物都是气和味组成的，气和味从何处而来呢？应时而生，择时而采。因为只有应天地之节令而生的蔬菜才有其本原的味道和气质。所以，在提着篮子买菜的时候，要了解菜的生长周期，以免违背春生夏长、秋收冬藏的寒热消长规律，导致食品的寒热不调，气味混乱。所以，夏天吃到白菜，很多人觉得是件不错的事情，但从养生的角度去看，远远没有冬天的白菜有营养；冬天吃到西红柿，很多人觉得满足了自己的饮食爱好，细细品来，却少了那种口福之乐的味道。所以，孔子也说"不时，不食"。

食养，作为健康的必由之路，还可以从多方面得到印证。早在西周时代，医事制度中就已设有负责饮食营养管理的专职人员。当时医生分为食医、疾医、疡医、兽医四类，追根溯源，这或许是迄今人类最早的"营养医学"的实践。从这里我们可以看出，在当时就是以"食"为先，开始出现了以调和食味、确定四时饮食、预防疾病的"食医"。

正如古人所说的："养生之道，莫先于食。"合理的饮食，可以使人身体强壮，益寿延年。相反，则病从口入。我们都知道健康是个"小心眼"，在你肆无忌惮地吃吃喝喝中，病就找上门来了，该吃点什么，该怎么吃，如何因人而异"吃"出健康来？面对食物养生，可以肯定的是，本书不是你寻找美食的"导游"，但却是你保持健康、寻求健康的必由之路，是你达到健康的"地图"。

编　者

目 录 ....

第二章　字里藏食

黄帝内经 中的食疗养生

第三章　五食补益

第四章　五味食养

第五章　五脏食疗

第六章　因人而食

第七章 趣说美食

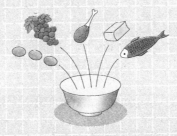

HUANGDI NEIJING ZHONGDE
SHILIAO YANGSHENG

第一章
食话食说

"民以食为天"，一语道破了"吃"在人们心目中的地位。人在这个世界上生存，"吃"是最重要的，没有食物补充能量和营养，人就不能活，其他的就无从谈起了。《黄帝内经》早在几千年前就告诉我们："谷不入，半日则气衰，一日则气少矣。"随着人们生活水平的提高，吃的学问也在不断地更新。现代人的吃不再单单以吃好、吃饱、维持生存为目的，而更多的是关注如何才能够吃出健康、吃出美丽、吃出长寿，简单地说就是如何利用饮食来达到养生的目的。

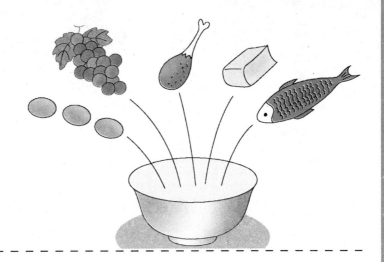

第一节

《黄帝内经》大话食养经

 五色应五脏，把病"吃"好

很多人在引用《黄帝内经不素问·脏气法对论篇》关于食物的养生时，往往只是提到了"五谷为养……以补精益气。"自然，这是"食"的一个重要组成部分，但前面还有一句是"毒药攻邪"，这说明了什么问题呢？这里阐述了一个养生上药与食的区别，而且从养生上来看，对于药与食"性"的利用也说得很明显。

药是用来做什么用的呢？药是用来攻邪的，用的是药的偏性。中药的偏性就是它独特的气、味、归经。所以，中药非常注重采摘的时间。如菊花，生长在秋冬季节，所以喝菊花茶，人们用的就是它的气，就是秋天和冬天的气，所以它补的是肾和肺。而在人们通常的意识里，菊花就是败火的，但是究竟败的是哪里的火，这就要看菊花的采摘时节了。如果不按照季节去采摘，药效就会受到影响。当人体有了疾病，可以用药临时地来帮助你，解决阴阳偏盛或偏虚的问题。但药却不能天天吃，只能治病用。

食物是指各种可以供人们食用的物品。可供食用的食物多达数千种，食物中不仅含有维持人体生命活动、增强人体抗病能力的各种营养物质，同时还含有许多具有治疗作用的化学成分，俗话说："药补不如食补。"食物跟药相比，我们用的是它的平和之气。所以，食物可以

"当饭吃"，还可以用来疗养身体，即人们通常采用的食疗，而药不能拿来当饭吃但可以帮助我们除病祛邪的原因。这也是扁鹊在说"救疾之速必凭于药"，同时更强调"安身之本必资于食"的原因。

可见，药与食多是在我们利用的性上有所不同而已，药可以从口入，还可以治病和滋补，食物也一样，许多食品既可以做菜又可以做药。甚至从食物的"长相"中我们还能得到食物进补的一些启示，比如，沙苑子、腰果外形像人体的肾，就可用它们补肾；以鱼眼治人眼、用猪腰子补肾；核桃仁像人体大脑两半球沟回，就可用它补脑。即是说外形长得像人体脏器的食品，大多也可用于补人体相应的脏器。所以，现在实验室、大棚等培养的五颜六色、各式各样的食品往往被掩盖了其本来的面目，这或许也是现在很多人吃什么都感觉没营养，吃什么都吃不出味道来的一个缘由。

不仅形状如此，食物的颜色也有类似的功效。这里再次印证了"天人相应"的养生大道，研究发现，药食的颜色与五脏相互对应，这就是人们通常所说的五色食疗。

所谓的五色是指青、赤、黄、白、黑5种颜色，天地化生万物的时候，其实是有一个养生的玄妙在里面的，青入肝、赤入心、黄入脾、白入肺、黑入肾。具体说来，黑色是肾色，所以黑色的食品有益肾抗衰老作用，如黑桑葚、黑芝麻、黑米、黑豆、何首乌、熟地黄；赤色是心色，所以红色的食品养心入血，还有活血化瘀作用，如山楂（红果）、番茄（西红柿）、红苹果、红桃子、红心萝卜、红辣椒；黄色是脾色，所以黄色的食品多补脾，如山药、土豆、黄小米；白色是肺色，所以白色的食品有补肺作用，如白果、白梨、白桃、白杏仁、百合；青色是肝色，所以青色食品多补肝，如青笋、青菜、青豆。

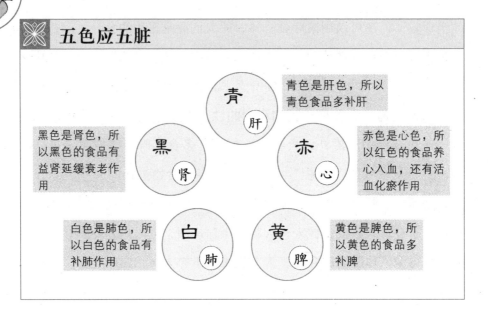

五色应五脏

青色是肝色，所以青色食品多补肝

黑色是肾色，所以黑色的食品有益肾延缓衰老作用

赤色是心色，所以红色的食品养心入血，还有活血化瘀作用

白色是肺色，所以白色的食品有补肺作用

黄色是脾色，所以黄色的食品多补脾

药食一家，吃饭好比吃"中药"

"食物是最好的医药"，想必许多人都听到过这样一句话。那么，究竟什么是食疗呢？食疗，又称食治，即利用食物来影响机体各方面的功能，使其获得健康或愈疾防病的一种方法。在传统的中医学领域，很早就认识到食物不仅有营养作用，而且还能疗疾去病。如《黄帝内经》载有："凡欲诊病，必问饮食居处"、"药以去之，食以随之"。简而言之，就是说病人在治疗过程中不能单靠药物，必须密切配合饮食调理。名医扁鹊也认为，饮食调理是医疗中不可缺少的部分。

从上面的相关介绍，我们大体知道了食物和药不但没有对立性，它们还同出一家。如果把进食的"口"看成是健康的门户的话，那么，俗话说的不是一家人不进一家门同样适用于药和食。可以肯定的是食药之间的宗亲关系还会随着预防医学、食疗的发展而进步。之所以现在说食药是一家，是因为食与药同源、同工。

◎第一，同源

所谓的同源是指中药与食物是同时起源的。《黄帝内经太素》中写道："空腹食之为食物，病人食之为药物"，反映出唐代就已经有明确的"药食同源"的思想。说到药和食，其实最初两者并没有区分，在古代原始社会中，人们在寻找食物的过程中发现了各种食物和药物的性味和功效，认识到许多食物可以用来解除痛苦和病患，同时，又发现了许多药物居然可以当饭吃，两者之间很难严格区分。这就是"药食同源"理论的基础，也是食物疗法的基础。《淮南子·修务训》称："神农尝百草之滋味，水泉之甘苦，令民知所避就。当此之时，一日而遇七十毒。"可见神农时代还没有今天我们所说的药食概念，只不过在吃的过程中，难免会误食一些有毒或有剧烈生理效应的动物、植物，在产生明显的生理反应或者造成死亡的时候，人们就慢慢地对这些对动物、植物产生了一种印象中的"定性认识"，这才产生了原始的中药，积累的经验多了，对那些动、植物等才开始有了一个分化，并在此基础上形成了较为模糊的食疗与药疗。

其实，药食同源还可以从《黄帝内经》中得到印证，在这部医学圣经的著作中，将食看成了没有多大副作用的药，也可以说将药看成了有较大副作用的食物，其曰："大毒治病，十去其六；常毒治病，十去其七；小毒治病，十去其八；无毒治病，十去其九；谷肉果菜，食养尽之，无使过之，伤其正也"。毒性作用大的食用量小，而毒性作用小的食用量大。由此可见，在中医学药学的传统之中，论药与食的关系是一个"性"取向下的一个量的大小的区别，并没有什么本质的不同，可谓是异同互存。

◎第二，同工

既然药食同源，那么，其加工的方式自然就是相同的了，他们最初都是作为食物被用来简单剥皮或者其他方式进行食用，到后来几乎是采取了烹饪的方式进行加工。举例说吧，中药炮制古时称之为"炮炙"，所谓"炮"，烧肉为食的方法；所谓的"炙"，也是用火烤的意思。可见，两者都是在有了火之后，对食物的加工的一种方法。最初，人们仅仅是将食物（或药）放在火中去烤或火灰里烧，但后来发展成先将食物（多为动物之肉）拌以佐料再行烧烤的方法，这种炮炙方法随着中药治病的需要，而应用到中药处理上，用以改变药性或利于服用。

后来，随着炮制技术与烹饪技术的发展，中药炮制方法也从炮增加到了炙、煨、煅、炒、炼、制、度、飞、伏、镑、曝、露等很多种，食物的烹调方法也出现了炸、爆、炒、溜、烧、烩、煎、焖、蒸、卤、拌等，对于药物可以增强疗效、改变药性，同时便于更好地服务于人体所需；对于食物则可以保持其营养，使之形成色、香、味、形都具备的美食，以滋养人体健康。两者异曲同工，因此，可以说是"药食同工"。

药食同源、同工在一定程度上坚定了我们食疗的信心，也对药少了一些排斥，对我们的饮食也就有了更多的认识，比如，食物虽多显平和之气，但饮食没有节度自然会阴阳失衡，在一定意义上便成了自我伤损健康的药。

 食之有道，吃吃喝喝要讲"理"

五谷、五果、五畜、五菜各得其妙，共同搭建了你我的健康，尽管在维持生命和滋养健康上犹如八仙过海各显神通，即《黄帝内经》所说的："辛酸甘苦咸，各有所利，或散或收，或缓或急，或坚或委。"但在人吃"五谷杂粮"的时候，就有了一个匹配的问题，这就像一个公司的好几个部门一样，需要大家协同作战，在各自发挥所长的同时还要有一种"配合"的团队精神，拿我们的俗话说就是，3个臭皮匠在一起是一个诸葛亮，如果3个诸葛亮在一起或许连个臭皮匠都不如，说的就是这个道理，所以，平常人们说"病从口入"，其实很多时候并不是我们有意或者无意吃了什么脏东西，而是这些所吃的食物在"性"上的冲撞和不相宜。从味与脏器的对应来看，中医学认为，辛入肺，甘入脾，苦入心，酸入肝，咸入肾。因此，《黄帝内经》说："四时五藏，病随五味所宜也。"即人体在春夏秋冬五脏是否会生病，就在于脏器与五味是否相宜，过量则会伤及脏腑。可见，饮食维持生命，如不当也可损坏生命，所以养生需有理可依，需要遵循一些养生的大道理。

◎道理一：一碗水端平——不偏

就像过去老年人说的别挑食，有什么吃什么。尤其是现在的小孩子，都是家中的小皇帝或小公主，吃的都是那些经过精心加工出来的精细的食品。家长们回想起自己当年的那些苦日子，好像也只有让孩子这样吃，才觉得对得起这些龙子凤胎，究其实这是在害孩子，不偏食对于长身体中的孩子是非常重要的。当然，不光是孩子，许多成人也存在偏食现象，他们认为得补偿一下自己，过去的苦日子可算是过去了，于是尽吃那些高热量、高脂肪、高蛋白质的食品，却从来没有问问自己身体的消化状况，结果食品带来的胆固醇沉积在血管壁上，一些冠以"富贵病"为美称的疾病就产生了，高血压、糖尿病、冠心病、肥胖症成为了挥之不去的烦恼。提倡在一定程度上以植物蛋白质代替动物蛋白质，多食豆类及豆制品，主食以米类为主，多食杂粮、粗粮，它们往往含有丰

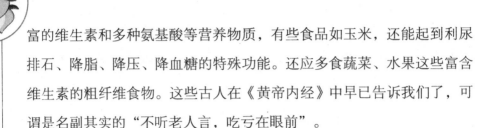

富的维生素和多种氨基酸等营养物质，有些食品如玉米，还能起到利尿排石、降脂、降压、降血糖的特殊功能。还应多食蔬菜、水果这些富含维生素的粗纤维食物。这些古人在《黄帝内经》中早已告诉我们了，可谓是名副其实的"不听老人言，吃亏在眼前"。

最后还要提醒一下，偏在很多时候被我们仅仅理解为是只吃喜欢吃的，是食物上的不杂，其实结合《饮膳正要》等相关的养生理论来看，食物的偏还体现在"色"上面，这里的色一方面是指要尽可能在烹饪的过程中保持食物原本的颜色，另一方面则是指在食品的搭配上不偏，自然很难从营养学的角度去进行营养素的研究和量上的标准化搭配，但有一个是可以掌握的，那就是尽可能让每餐的颜色不少于3种，比如你主食吃米饭或者馒头，而菜可以是炒鸡蛋或者肉类，因为米饭和馒头是白色，炒鸡蛋是黄色，而肉类属于红色。试想如果吃白米饭，凉拌的是豆腐，则需要考虑有所调整。所以，食不偏，不仅是不偏食，还要不偏色。

◎道理二：过犹不及——有节

我们这里所说的饮食有节，是指饮食要有节制，不能随心所欲，要讲究吃的科学与方法。具体来说，是要注意饮食的量和进食时间。

生活中，我们经常说任何事只有做到"恰到好处"或"适可而止"才算是最好的，否则便会招来"物极必反"的麻烦。我们的日常饮食也是如此，你吃得多了，你的胃就会有意见，胃虽然不会说话，但它会以别的方式反抗你，甚至报复你，时间一长，你的消化功能就会紊乱，进而影响你的身体健康。这正如《黄帝内经》中所说：饮食自倍，肠胃乃伤。中医学认为，人的脾胃是全身气机升降的枢纽，这就像是铁路交通的重大枢纽一样，某个地方一旦有异常现象，那势必会引起一连串的反应，比如车次混乱，旅客受阻，甚至发生车祸。同样，如果脾胃这个人体的枢纽瘫痪了，就会导致一系列疾病，如肠炎、慢性胃炎、肠梗阻等疾病。

有句谚语说得好："宁可锅中放，不让肚饱胀。"什么意思呢？就是说吃剩下的饭菜宁可放在锅里或倒掉，也不能勉强自己吃完。然而，现实生活中，有多少人能真正做到这一点呢？在小孩子过生日、父母或自己的一些纪念日、还有那些大大小小的别人的或自己的值得庆贺的日子，哪一个能少得了一顿丰盛的美餐，尤其是岁末年初，单位联络宴请、家庭聚餐的机会更多，因此暴饮暴食成为一种常见的"节日综合征"，不少人在节日欢乐祥和的气氛中因暴饮暴食而乐极生悲，害人害己。

吃得过饱不利于健康，但食之太少也有损于健康。有些人片面认为吃得越少越好，尤其是减肥族，为了让自己拥有苗条的身材，强迫自己挨饿，结果由于身体得不到足够的营养，反而虚弱不堪、四肢无力、精神恍惚。正确的方法是量腹所受，即根据自己平时的饭量来决定每餐该吃多少。"凡食之道，无饥无饱，是之谓五脏之葆。"这无饥无饱，就是进食适量的原则。只有这样，才不致因饥饱而伤及五脏。

饮食有节，另一方面的意思就是饮食要定时。不到该吃饭的时间，就不吃东西，这种饮食习惯是正确的。"一日三餐，食之有时"，脾胃适应了这种进食规律，到吃饭时便会做好消化食物的准备。爱吃零食的人，到了吃饭时间，常会没有饥饿感，勉强塞进些食品，也不觉有什么滋味，而且吃到肚子里面难受，难以消化。对饮食宜定时这一点，《尚书》中早就指出了"食哉惟时"的观点，意思是说，人们每餐进食都应有较为固定的时间，这样才能保证脾胃消化、吸收正常地进行，脾

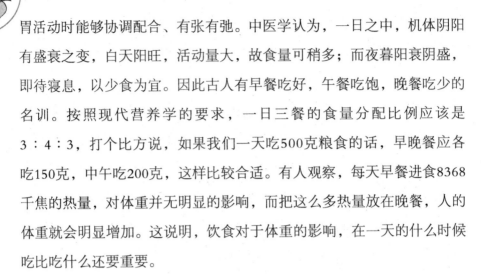

胃活动时能够协调配合、有张有弛。中医学认为，一日之中，机体阴阳有盛衰之变，白天阳旺，活动量大，故食量可稍多；而夜暮阳衰阴盛，即待寝息，以少食为宜。因此古人有早餐吃好，午餐吃饱，晚餐吃少的名训。按照现代营养学的要求，一日三餐的食量分配比例应该是3：4：3，打个比方说，如果我们一天吃500克粮食的话，早晚餐应各吃150克，中午吃200克，这样比较合适。有人观察，每天早餐进食8368千焦的热量，对体重并无明显的影响，而把这么多热量放在晚餐，人的体重就会明显增加。这说明，饮食对于体重的影响，在一天的什么时候吃比吃什么还要重要。

我们这里强调按时进食，并不完全排斥按需进食，即想吃时就吃一点，不想多吃就少吃一点。像身患慢性病，运动量不大的老人，晚上不想吃东西，或吃东西后肚子就难受；午睡时间过久的人，常常在晚餐时间不想吃东西，熬夜加班的人，在第二天早餐时往往不想吃饭，想赶快睡上一个好觉。对于他们来说，等有了食欲时再吃会更好一点。对于这一点，我国著名养生学家陶弘景早就指出：不渴强饮则胃胀，不饥强食则脾劳。意思是，人若不渴而勉强饮水，会使胃部胀满，若不饿时而勉强进食，则会影响脾的消化吸收，使脾胃功能受损。以上说明，按需进食，是适应生理、心理和环境的变化而采取的一种饮食方式。但它不应是绝对地随心所欲，比如零食不离口；也不应是毫无规律地随意进食，而是于外适应变化的环境，于内适应变化的需要，使饮食活动更符合内在的消化规律。

总而言之，按需进食与一日三餐、按时吃饭的饮食习惯并不矛盾，它们是相辅相成、互为补充的。它们可以适合人们在不同环境中的饮食需要，目的都是让人们的饮食活动变得更科学、对健康更有益。

《黄帝内经》中也说道："饮食有节……故能形与神俱，而尽终其天年，度百岁乃去。"说的就是，如果饮食上注意节制，便能长命百岁。因此，建议人们饮食时一定要注意有节，做到先饥而食，食不过饱，未饱先止；先渴而饮，饮不过多，并慎戒夜饮；饮食品种宜恰当合理，进食量不宜过饱，每餐所进肉食不宜品类繁多等。

◎道理三：三通一平——清肠

在中医学看来，人体主要是由气道、血道、谷道等许多管子组成的。三条通道各行其道，呼吸走气道，血液循环靠血道，食物变成能源从谷道走。明白这些我们就知道了人要健康长寿，需以此三条管道为主的所有管道畅通及五脏六腑平衡，这就是人们通常所说的三通一平。

我们知道，"肾是先天之根，脾为后天之本"。一般而言，肾的强弱大多决定于父母的遗传，脾胃的好坏则往往是后天形成的。按五行学说，脾为土，肺为金，土生金。脾胃正常，肺的功能才好；反之，肺气虚，人必乏力。脾统血，若脾虚，统血的功能发生障碍，会使"血不循经"，引起鼻出血、血斑、吐血、崩漏、便血等。所以，调养好脾胃系统使谷道通畅，对气道和血道均有益处。谷道通，应保持肠要常清。肠要常清，主要指肠胃应保持相对的清淡、清新、清净。比如，我们要养成晨起喝一杯白开水的良好习惯。早晨起床后喝一杯凉开水，有利于肝、肾代谢和降低血压，防止心肌梗死，有的人称之为"复活水"。有关专家认为，人经过几个小时睡眠后，消化道已排空，晨起饮一杯凉开水，能很快被吸收进入血液循环，稀释血液，等于对体内各器官进行了一次"内洗涤"。

五行学说

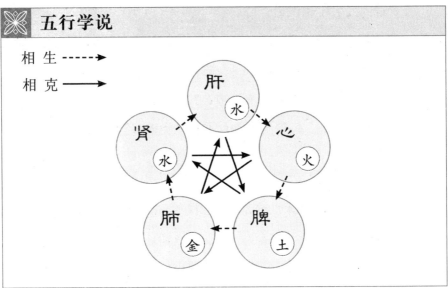

相 生 ----→
相 克 ——→

肝 水
心 火
肾 水
脾 土
肺 金

 ## 病从口入，养生先把住自己的嘴

《灵枢·师传》中说："食饮者，热无灼灼，寒无沧沧，寒温中适，故气将持。乃不致邪僻也。"这句话的意思是说，在饮食方面，不要吃过热过凉的食物。只有寒温适中，真气才能内守，邪气就无法进入人体而致病。在《素问·阴阳应象大论》中也说："水谷之寒热，感则害于六腑。"即如果不注意饮食寒热，就容易损伤肠胃，所以有害于六腑。

从这里可以看出，饮食不适宜，过热过冷，那些喜欢在麻辣烫中寻求激情人生的美食爱好者就应该注意了。说到这里，实话实说，真要按照营养师、医生、健康专家们所说的怎么吃，怎么搭配，哪些不能吃，哪些食物不能用哪些方式食用，也真够累的。所以，在这里，我们结合现代生活方式，从实际出发，并不主张因为养生我们的每顿饭都要吃得小心翼翼，也同样不反对三朋五友在吃饭时候为了高兴有一些合理的放纵，但我们要说的是这不能成为常态。

吃麻辣烫的人往往上瘾，不麻不辣不烫就没什么意思，所以越吃越辣越吃越烫，殊不知，烫的食物，不仅容易烫伤舌头、牙齿、口腔黏膜和食管、消化道，而且食管烫伤后还会造成炎症，影响到营养素的吸收。食管黏膜坏死，形成的假膜脱落就会成为溃疡；类此，食物过冷，会对脾胃产生伤害，使其运化失常，容易造成食满腹胀，甚至导致呕吐、腹泻和痢疾等疾患。所以最佳温度应该是接近体温的暖食或者稍有高低。一般小孩适宜以37℃为宜，因为母乳的温度一般在36.8℃。当然，食物的冷热温度根据个人的爱好不同，根据地域的不同其实很难有一个统一的标准，一般而言，人的口腔、食管和胃黏膜可以接受的温度为55℃左右，没有谁拿着温度计吃饭的，所以，就感觉而言，则一般以热不灼唇、冷不冰齿为度。冷热无度，脏腑是经不起折腾的，这就是很多人老毛病常复发，或者突然就感觉胃不舒服的原因。事实上，各类不同体质的人会有不同的饮食宜忌，但不可一一列举，下面就一些原则性的饮食禁忌作一个介绍。

◎第一，食忌之饮食无序

所谓的序，即饮食安排的规律性。《黄帝内经》说"饮食有节"，这里的节，一方面讲的是节制、节度，另一方面就是节律。古代养生都非常重视饮食安排的规律，当然这种规律的安排不是单方面的，还要与自己工作和学习的相关工作统一起来看，这样两者平衡才能对营养素的摄取有所吸收和消化。

饮食如何安排，还得看看身体的脏腑对待食物是一个什么样的处理效率，一般混合性食物在胃中停留的时间为4~5小时，加上脾胃也不可能连续作战，所以，正常的饮食安排应该是每餐之间隔5～6小时，尤其是要注意早餐的安排，这是为什么呢？扳着手指算算时间帐我们就不难明白了，从前一天晚饭到第二天的早饭，其间大体要相隔12小时，也就是身体处于空腹的时间在8小时左右，所以，如果早餐不吃或者少吃，脏腑活动需要的水谷精气就肯定不足。水谷之气不足，什么头晕眼花，那些做校对工作的、做财务工作的就会常出问题，注意力不集中更使得很多人工作没有效率。所以，我们常说的一个人没有精神，其实是在说一个人缺少了精气的意思，只不过很多人"日用而不知"罢了。这也是中国人做人做事常提到精气神的原因。

再者，餐饮时间的安排还必须与人体休息、工作、学习和用餐时间不相冲突，如"饱食即卧乃生百病，不消和积聚"，如果一个人晚上吃得太多，摄取过多的营养就会造成营养过剩，转化成脂肪储存起来，时间长了就会发胖，心脏的负担也在享受口福之乐中滋生了，甚至还会出现腹胀等影响睡眠。这就是常说的"胃不和，则卧不安"。那么，不与休息、工作和学习的时间相冲突，这些时间又该以什么标准来安排呢？这些时间不得与生物钟的时间相冲突。这里，把人体脏腑工作的概况做一个简表，以便参照，从而更好地调整自己的时间。

人体生物时间表：

时间（时）	人体生物状况	人体配合
21～23	免疫系统（淋巴）排毒	安静或听轻音乐
23～1	肝排毒	需熟睡
1～3	胆排毒	需熟睡
3～5	肺排毒	需熟睡
5～7	大肠排毒	上厕所排便
7～9	小肠大量吸收营养	吃营养早餐

◎第二，食忌之病中不忌口

很多疾病是由于饮食不当而使病的程度加深或反复发作的，所以在生病时要忌口。所谓"忌口"，就是在病人服药期间忌用一些对药效有妨碍和对病情不利的饮食。饮食禁忌通常称作忌口。

饮食不当招致疾病。如果长期大量饮酒，易患肝硬化，可导致胎心畸形或痴呆的低能儿；如果酒中甲醇含量过高，还会产生视力模糊，甚至失明症；经常食盐过量，会出现高血压；经常食盐不足，会出现低血压和无力症、肾病；饮食过饱过饥或不定时，容易得胃病；大量吃油腻食物，容易患胆囊炎、胆石症、胰腺炎、动脉硬化和冠心病。长期偏食会缺乏某种营养素，导致营养不良性水肿、肝硬化、缺铁性贫血、坏血病、脚气病、夜盲症等；常吃霉变食物或黄曲霉毒素污染的粮食，易患肝癌。

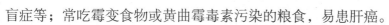

注意忌口

人们从长期的实践中进一步总结出，高热病人应忌油腻；属于虚寒的病人吃生冷瓜果等物品也应有节制和选择；有表证的病人，不宜吃油腻、酸涩的食物，以免影响解表；患疮、疖、肿毒以及皮肤瘙痒等疾病的人不宜吃鱼、虾、牛羊肉等有腥膻味的食品，以免刺激；水肿病人尿少，忌食过咸；冠心病病人，忌食肥肉、动物内脏；感冒病人忌吃香蕉、橘子、羊肉、姜母鸭等；咳嗽病人忌吃冰淇淋、橘子、油炸食品、辛辣食品、花生、酒、甜食等；急性胃炎病人忌吃油炸食品、酒、辣椒、糯米等；慢性胃炎病病人忌吃生冷食物、甜食等；心脏病病人忌

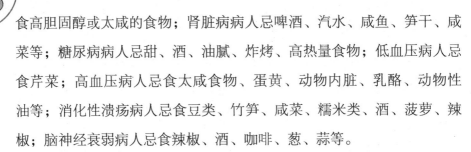

食高胆固醇或太咸的食物；肾脏病病人忌啤酒、汽水、咸鱼、笋干、咸菜等；糖尿病病人忌甜、酒、油腻、炸烤、高热量食物；低血压病人忌食芹菜；高血压病人忌食太咸食物、蛋黄、动物内脏、乳酪、动物性油等；消化性溃疡病人忌食豆类、竹笋、咸菜、糯米类、酒、菠萝、辣椒；脑神经衰弱病人忌食辣椒、酒、咖啡、葱、蒜等。

总之，按照中医学治病的要求，患病服药期间，注意"忌口"还是十分有必要的。

除了患病期间忌口外，我们也要加强预防性忌口，就是对一些容易引起疾病的食物，主动进行选择，从而达到早忌口、防生病的目的。国家卫生部门曾提出了10种不宜多食的食物：松花蛋、臭豆腐、味精、方便面、葵花籽、菠菜、猪肝、烤牛羊肉、腌菜、油条。另外，咸肉、炸薯片、香肠、肥肉、炸虾片、熏肉和全脂奶制品等也不宜多吃。今后忌口的范围还会不断扩大，人们对食物的选择会更加严格。

第二节
人之三宝：精、气、神

"天有三宝：日、月、星；地有三宝：水、火、风；人有三宝：精、气、神。"中医学认为精、气、神是人体生命活动的根本。古代讲究养生的人，比如彭祖、老子、孔子等，他们都把"精、气、神"称为人的三宝，因此保养精、气、神也是我们现代人养生、长寿的黄金法则。

 养"精"蓄锐，补养身之本

说到补精，我们首先来说一下"精"。人们常说"养精蓄锐"、"殚精竭虑"、"无精打采"等等，都提到精，但这里所说的精都是指人的精神状态，而中医学所讲的精是这样解释的：人体生命起源于精，精是与生俱来的，禀受于先天。因此，"精"是生命现象发生的物质基础，没有"精"，便没有生命。为什么这样说呢？我们知道，生命是自然界的物质运动发展到一定阶段的产物，这除了包括适合或有利于生命诞生的自然条件外，还必须有孕育、产生生命活动的物质存在，即"精"的存在。"精"是自然界物质运动进程中出现的一种高级物质形态，只有它才能产生更为主动、复杂的高级运动形式，即生命活动。进一步说，"精"是自然界的阴阳之气在一定条件下结合的产物。

《黄帝内经》中讲道："夫精者，身之本也。"这里的"本"有基础、本源的意思，这进一步表明"精"既是生命起源的根本，也是生命个体的物质结构基础。我们身上的筋骨、血脉、皮毛、肌肉等，都是由"精"孕育、化生而成的。与此同时，世界上各种生物体都具有生殖、繁衍后代的功能，从而保持物种和延续生命，而这一基本的功能也是靠"精"来完成其使命的。因此，我们说"精"是具有生命活力的精微物质，生命起源于"精"，任何生命个体的诞生及生命活动的维持及生物种族的延续，都离不开精的作用。可见"精"对于人体之重要。

"精"又有"先天之精"与"后天之精"之分。什么是"先天之精"呢？先天之精主要来源于父母的精、血。父母之精相合，此即元精，元精就像生命的种子，承载着生命的全部信息，体现着生、长、壮、老、死的生命规律。因此，"先天之精"是构成生命形体的物质基础，是人体气的重要组成部分。而人的"后天之精"就像土壤、养分、空气、水分、阳光一样，确保元精茁壮成长，最终开花结果，形成了一个完整的人。人出生后，继续从后天之精吸收营养，身体逐渐壮大，脏腑之精逐渐发展滋生而充盈，下归于肾而化生为生殖之精。生殖之精不仅具有生殖功能，同时还为身体生长发育提供动力，并能抵御不良因素的刺激而免受疾病。所以说，"精者，身之本也"，元精为先天之精，是人体生命的根本，营养之精为后天之精，是生命赖以生存、发展的基础条件。因此，它们之间虽有先后之别，却并不矛盾，而是一种相辅相成、互为依存的关系。即"先天之精"要依靠"后天之精"的不断补充，"后天之精"则必须依赖"先天之精"的活力，并且，它们还共同储存于人的两肾之中，进而形成了所谓的"肾精"。

后天之精来源于哪里呢？后天之精来源于我们饮食的营养物质，也称之为水谷精微。人体有了营养物质的不断补充，才能维持人体正常的生命活动。古人认为："肾为先天之本，脾胃为后天之本。"因此可以说，脾胃功能的强健，是保养精气的关键所在，这正如《黄帝内经》所强调的"得谷者昌，失谷者亡"。故只有注重全面均衡饮食营养，才是保证后天养先天的重要手段。那么，怎样才算"饮食有方"呢?归纳前人经验，不外乎定时、定量、不偏、不嗜而已。只有在饮食合理的基础上，才能考虑药物滋补的问题。服用补益药物时，一定要在医生的指导下"辨证施补"，不然也可能会适得其反。那么，补益人体之精的食物有哪些呢?

◎第一，补益食物之韭菜

说到韭菜，这里还有一个传说呢。据民间流传，西汉末年，王莽篡位，杀了汉平帝。当时汉平帝有一年约16岁的儿子叫刘秀，王莽为斩草除根，决心杀掉刘秀。危急时刻，在一个忠臣的帮助下，刘秀连夜逃出京城长安，隐姓埋名，受尽风霜饥寒，辗转潜逃到安徽亳州一带，求贤访士，积蓄力量，准备起兵讨伐王莽。

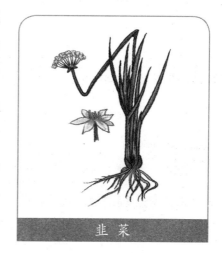

韭菜

据说，后来在一次王、刘大战中，刘秀兵败，军队溃散，官兵死伤大半，余者纷纷四处逃亡。逃跑中的刘秀慌不择路，只顾策马狂奔，跑了一天一夜，来到一处村寨即亳州泥店村。他饥渴难耐，寸步难行，便爬向一家茅庵，伸手叩门，说明来意。茅庵主人夏氏老汉闻声相迎，见刘秀银盔银甲，相貌堂堂，觉得此人非同一般，就把刘秀扶进庵中，可因家中贫穷，少饭无菜，夏老汉便到庵外割野菜烹调让刘秀充饥。饥不择食的刘秀一连吃了3碗野菜，方缓过神来，便问老汉这么好吃的菜是什么菜，夏老汉如实回答，刘秀便说既然是无名野菜，今天它救了我的命，就叫它"救菜"吧。随后刘秀问过老汉住址、姓名，谢过之后便告辞了。

后来刘秀称帝，天下太平，一日他忽想起泥店的"救菜"，便命人前去采割，并命御厨煎炸烹炒，觉得味道更加可口，便封夏氏老汉为"百户"，封地千亩，专门种植"救菜"，送皇宫食用。后来经御医反复研究，发现泥店"救菜"含有丰富的蛋白质、维生素等多种营养成分，并具有清热、解毒、滋阴、壮阳和增进食欲等多种功效。刘秀得知"救菜"具有这些营养成分和功效后，更加爱吃"救菜"，因觉"救菜"的"救"作为菜名不合适，又因"救菜"是一种草本植物，便专门为"救菜"的"救"造一个字"韮"，于是"救菜"就更名为"韮菜"（"韮"被后人简化为"韭"），从此"泥店韭菜"便成了帝王御用之菜名传于世。

那么，韭菜对于人体又有什么作用呢？韭菜又称作起阳草、长生韭、懒人菜、扁菜等。我国古代不少著名诗人的诗中都提到过韭菜，如唐代诗人杜甫的"夜雨剪春韭，新炊间黄粱"；宋代诗人苏轼的"渐觉东风料峭寒，青蒿黄韭试春盘"。可见韭菜自古以来就受到我国人民的喜爱和重视。韭菜不仅质嫩味鲜，营养也很丰富。现代医学研究证明，韭菜除含有较多的纤维素，能增加胃肠蠕动，对习惯性便秘有益和对预防肠癌有重要意义外，它还含有挥发油及含硫化合物，具有促进食欲、杀菌和降低血脂的作用。因此，对高血脂、冠心病病人有益。韭菜还是一味传统的中药，自古以来广为应用。《本草纲目拾遗》中写道："韭菜温中下气，补虚，调和脏腑，令人能食，益阳。"《本草纲目》又说，韭菜补肝及命门，治小便频数、遗尿等。韭菜因温补肝肾、助阳固精作用突出，所以在药典上有"起阳草"之名。韭菜籽为激性剂，有固精、助阳、补肾、治带、暖腰膝等作用，适用于阳痿、遗精、多尿等疾患。用韭菜籽研粉，每天早晚各服15克，开水送服，对治疗阳痿有效。用韭菜根、煎汁内服，可治盗汗、自汗。

◎第二，补益食物之荔枝

讲到荔枝，我们自然会想到杨贵妃与荔枝的故事，晚唐诗人杜牧《过华清宫绝句》中那句"一骑红尘妃子笑，无人知是荔枝来"更加渲染了这件事。荔枝中有一品种即名"妃子笑"，可见其影响之深。

中医学以为，荔枝味甘，性温，有补益气血、添精生髓、生津和胃、丰肌泽肤等功效。既是健身益颜的保健水果，又可用于治疗病后津液不足及肾亏梦遗、脾虚泄泻、健忘失眠诸症。现代医学研究发现，荔枝有改善人的消化功能，改善人体血液循环，故有润肌美容作用；可改善人的性功能，用于治疗遗精、阳痿、早泄、阴冷诸症，并可改善机体的贫血状况，以及肾阳虚而致腰膝酸痛、失眠健忘等症。体瘦肤黑、阳痿早泄者，取荔枝干10个，五味子10克，金樱子15克，水煎服，每日1剂，久服，可强身健体，治疗疾病。但荔枝性温，不能多食。荔枝若食之过量，轻者恶心、四肢乏力；严重者甚至昏迷，抽搐。因为荔枝含有丰富果糖，食后使人体血中果糖含量显著升高，以致血中葡萄糖相对降低。而低血糖症的主要症状有看东西不清楚、心慌、手抖、头晕、注意力不集中等。吃荔枝后，如果出现饥饿、无力、头晕等症状，要赶紧口服糖水或糖块，一般多能很快恢复。出现

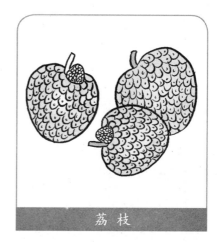

荔 枝

中毒表现者要及时到医院救治。

我们在选购荔枝时应注意：新鲜荔枝一般颜色鲜艳、个大均匀、皮薄肉厚、质嫩多汁、味甜、富有香气。挑选时可以先在手里轻捏，好荔枝的手感应该发紧而且有弹性。从外表看，熟荔枝的颜色一般不会很鲜艳。如果荔枝头部比较尖，而且表皮上的"钉"密集程度比较高，说明荔枝还不够成熟，反之就是一颗成熟的荔枝。如果荔枝外壳的龟裂片平坦、缝合线明显，味道一定会很甘甜。

◎第三，补益食物之山药

关于山药的来历，也有一个美丽的传说：传说古时候，焦作一带有一个小国，叫野王国。由于国小势弱，常被一些大国欺负。一年冬天，一个大国派军队入侵野王国，野王国的将士们虽然拼死奋战，但最终因军力不足战败了。战败的军队逃进了深山，偏又遇到天降大雪，大国的军队封锁了所有的出山道路，欲将野王国的军

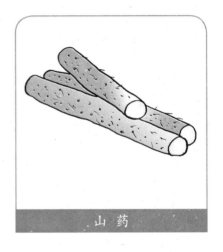

山药

队困死山中。大雪纷飞，将士们饥寒交迫，许多人已经奄奄一息。正当绝望之际，有人发现一种植物的根茎，吃起来味道还不错，而且这种植物漫山遍野都是。士兵们喜出望外，纷纷挖这种植物的根茎吃。更为神奇的是，吃了这种根茎后，将士们体力大增，就连吃这种植物的藤蔓和叶枝的马也强壮无比。士气大振的野王国军队终于夺回了失地，保住了国家。后来，将士们为纪念这种植物，给它取名"山遇"，随着更多人食用这种植物，人们发现它具有治病健身的效果，遂将"山遇"改名为

"山药"。

　　俗话说人不可貌相，山药也不可貌相，山药的模样貌不惊人，土褐色的外皮，外形呈较细的圆柱状，肉白而坚，咀嚼时口感微酸发黏。据古籍记载，多食山药有"聪耳明目"、"不饥延年"的功能，对人体健康非常有益。而且，山药性平，味甘，为中医学"上品"之药，除了具有补肺、健脾作用外，还能益肾填精。如明代李时珍指出：山药"益肾气，健脾胃。"《景岳全书·本草正》亦载："山药，能健脾补虚，滋精固肾，治诸虚百损，疗五劳七伤。"营养丰富，有健脾补肺、益肾固精的功效，广泛用于产妇、老人和病愈康复期的人群，属于温和的滋补食物，又是历代医家推崇的重要药材。近年研究指出，山药最富营养的成分在它的黏液中，构成这种黏液的主要成分是甘露聚糖和黏蛋白（糖蛋白的一种）。甘露聚糖是一种能溶解于水的半纤维素，可吸水膨胀80～100倍，吃了以后在胃中体积变大，容易产生饱腹感；黏蛋白可降低血液胆固醇，预防心血管系统的脂质沉积，有利于防止动脉硬化。山药对于糖尿病有辅助疗效，除了易产生饱腹感，有利于控制食量外，甘露聚糖还有改善糖代谢，提高胰岛素敏感性的功效。

　　山药皮中所含的皂角素或黏液里含的植物碱，少数人接触会引起山药过敏而发痒，处理山药时应避免直接接触。山药不可以生吃，因为生的山药里有一定的毒素。另外在制作山药时，应注意几点：

　　山药与甘遂不要一同食用；也不可与碱性药物同服；新鲜山药切开时会有黏液，极易滑刀伤手，可以先用清水加少许醋洗，这样可减少黏液；山药质地细腻，味道香甜，不过，山药皮容易导致皮肤过敏，所以最好用削皮的方式，并且削完山药的手不要乱碰，马上多洗几遍手，要不然就会抓哪儿哪儿痒；好的山药外皮无伤，带黏液，断层雪白，黏液多，水分少。皮可鲜炒，或晒干煎汤、煮粥；去皮食用，以免产生麻、

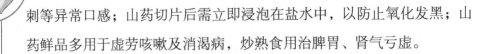
刺等异常口感；山药切片后需立即浸泡在盐水中，以防止氧化发黑；山药鲜品多用于虚劳咳嗽及消渴病，炒熟食用治脾胃、肾气亏虚。

◎第四，补益食物之泥鳅

泥鳅不但肉味鲜美，而且营养丰富，民间有"天上斑鸠，河里泥鳅"的美谚。泥鳅性平，味甘。能养肾兴阳生精、补脾益气、清热祛湿。一般人群均可食用。特别适宜身体虚弱、脾胃虚寒、营养不良、小儿体虚盗汗者食用，有助于生长发育；同时适宜老年人及有心血管疾病、癌症病人及放疗、化疗后、急慢性肝炎及黄疸之

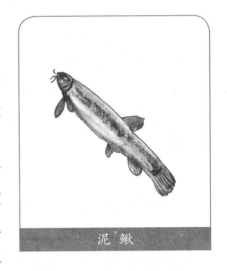

泥鳅

人食用，尤其是急性黄疸型肝炎更适宜，可促进黄疸和转氨酶下降；同时适宜阳痿、痔疮、皮肤疥癣瘙痒之人食用。

现代研究发现，泥鳅所含脂肪酸中有类似二十碳五烯酸的不饱和脂肪酸，其抗氧化能力强，有助于人体抗衰老。泥鳅身上的滑黏液，临床应用中称其为"泥鳅滑液"，具有特殊的药用价值，用来治疗小便不通、疮疖痈肿等症；泥鳅含有可以强精的蛋白质，有促进精子形成的作用，经常食用具有强肾壮阳的功效。

泥鳅不宜与狗肉同食，狗血与泥鳅相克：阴虚火盛者忌食；螃蟹与泥鳅相克：功能正好相反，不宜同吃；毛蟹与泥鳅相克：同食会引起中毒。

◎ 第五，补益食物之板栗

板栗俗称栗子，是我国特产，素有"干果之王"的美誉，在国外它还被称为"人参果"。它性温，味甘，除有补脾健胃作用外，更有补肾壮腰之功，对肾虚腰痛者，最宜食用。如唐代养生学家孙思邈曾说："生食之，甚治腰脚不遂。"明代李时珍亦曾记载："治肾虚腰脚无力，以袋盛生栗悬干，每日吃十余颗，次吃猪肾

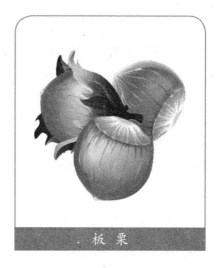

板栗

粥助之，久必强健。"现代研究认为，栗子具有益气补脾、健胃厚肠的功效。栗子是碳水化合物含量较高的干果品种，能供给人体较多的热量，并能帮助脂肪代谢。保证机体基本营养物质供应，有"铁杆庄稼"、"木本粮食"之称，具有益气健脾、厚补胃肠的作用；栗子还可以防治心血管疾病。栗子中含有丰富的不饱和脂肪酸、多种维生素和矿物质，可有效地预防和治疗高血压、冠心病、动脉硬化等心血管疾病，有益于人体健康。板栗还可以强筋健骨、延缓衰老。板栗含有丰富的维生素C，能够维持牙齿、骨骼、血管肌肉的正常功用，可以预防和治疗骨质疏松、腰腿酸软、筋骨疼痛、乏力等，延缓人体衰老，是老年人理想的保健果品。

当然，补精的食物还有很多，如香蕉、米汤、海参、胡桃、黄花鱼、芝麻、猪肾等，在这里就不再一一列举。

人活一口气，养生就是要养气

究竟什么是气呢？气来源于精，是精的运动状态，是生命活动的原动力。人体的元精形成之时，元气也同时产生。气一般有两层含义：一是指运行于人体内的至精至微的生命物质，是生命活动的物质基础；二是指人体各脏腑器官活动的能力。因此《黄帝内经》所说的气，既有其物质性，也有其功能性。

说气有物质性，是因为人生活在下降的天气和上升的地气相互交汇的地方，即"气交"之中，就必然和宇宙万物一样，都是天气之气，阴阳交感的产物，禀天地之气而生，依四时之法而成，是物质世界有规律运动变化的结果。所以说："人以天地之气生，四时之法成"，"天地合气，命之曰人"。人和自然万物一样，因此，气是存在于人体内的至精至微的生命物质，是生命活动的物质基础，其运动变化也就是人体生命的活动。

说气具有功能性，是因为我们人体的水谷代谢、呼吸吐纳、营养敷布、血液运行、抵御外邪等一切生命活动，无不依赖于气化功能来完成。正因为这样，古人在长期的生活实践中归纳了许多养气的经验和方法，如戒色欲，养精气、少语言，养气血、莫嗔怒，养肝气、少思虑，养心气、美饮食，养胃气、咽津液，养脏气等。

那么，气与精又有什么关系呢？我们人在母体内，七七四十九天之前，脐带还未长出，胚胎的"内呼吸"还未形成，没有外来动力来源，故而元精的生长，完全依赖元气的推动、温煦和滋养。气与精之间这种关系，在后天生命的生长上继续得以体现：人从外界获取营养（精），为后天生命提供源源不断的动力（气），共同维系生命的正常运行。后天之精的主要表现形式是血液，因此可以说"气为血之帅，血为气之母"。可见，气是精的运动形式，是人体生命活动的根本和动力。

以此类推，不仅人体生命因气而生，天地万物皆赖气而生化和存在，宇宙中的一切事物都是由于气的运动变化而产生的。

探究人体之气的来源，不外乎肾中精气、水谷之气和自然界吸入的清气三个方面，通过人的脏腑生理功能的有机结合与运化，具有推动、温煦、防御、固摄、气化五大作用，并以升、降、出、入4种基本运动形式在人体内不断运动着，无处不有，时刻推动和激发着人体的各种生理活动。气充满全身，运行不息，保证人体的健康和长寿。

常用于人体补气的食物有很多，比如人参、大枣、木耳、莲藕、莲子、土豆、红薯等等，在这里我们具体介绍以下几种。

◎第一，补气之人参

人参被人们称为"百草之王"，是闻名遐迩的"东北三宝"（人参、貂皮、鹿茸）之一，是驰名中外、老幼皆知的名贵药材。在中国医药史上，使用人参的历史十分久远。早在战国时代，良医扁鹊对人参药性和疗效已有了解；秦汉时代的《神农本草经》将其列为药中上品。明代著名中医学者龚居中在《药性四百味歌括》

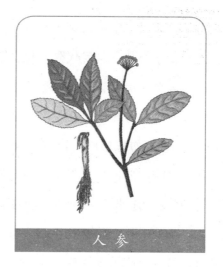

人参

中列为第一条："人参味甘，大补元气，止渴生津，调营养卫。"成为无数中医学入门的第一句背诵歌诀。

关于人参的来历，有这样一个传说：传说在很久很久以前，深秋的一天，有两兄弟要进山去打猎。进山后，兄弟俩打了不少野物。正当他们继续追捕猎物时，天开始下雪，很快就大雪封山了。没办法，两人只好躲进一个山洞，他们除了在山洞里烧吃野物，还到洞旁边挖些野生植物来充饥。一天，他们发现一种外形很像人形的东西味道很甜，便挖了许多，当水果吃。不久，他们发觉，这种东西虽然吃了浑身长劲儿，但是多吃会出鼻血。为此，他们每天只吃一点点，不敢多吃。转眼间冬去春来，冰雪消融，兄弟俩扛着许多猎物，高高兴兴地回家了。

村里的人见他们还活着，而且长得又白又胖，感到很奇怪，就问他们在山里吃了些什么。他们简单地介绍了自己的经历，并把带回来的几枝植物根块给大家看。村民们一看，这东西很像人，却不知道它叫什么名字，有个长者笑着说："它长得像人，你们两兄弟又亏它相助才得以生还，就叫它人生吧！"后来，人们又把"人生"改叫"人参"了。

人参味甘，性微寒，无毒。早在两千多年前，人们就逐渐发现人参有大补元气、宁神益智、益气生津、补虚扶正、延年益寿之功效，被誉为"益气要药"。现代医学也证明，人参除了能滋补强身外，在防癌、延缓衰老、治疗胃和肝脏疾病、糖尿病等方面均有疗效，故人参越来越受到人们的青睐。但在服用人参时应注意以下几点：

（1）勿忘忌口。自古就有人参与萝卜不宜同服的说法。另外，茶叶、咖啡中的成分可与药物中的某些成分发生化学反应，产生沉淀，降低药效。所以服用人参时，应注意勿与萝卜、浓茶、咖啡等同服。

（2）儿童服用人参和人参类补品可引起性早熟，不利于生长发育，所以也应予以注意。

（3）有火不宜补。中医学历来有"虚则补之，实则泻之"的治病原则，凡有高热、烦躁、大便干、小便黄的人，不宜用人参进补。

（4）睡前不宜服。人参对大脑皮质有兴奋作用，睡前服人参易导致失眠和饱闷。中医学认为人参最好在早晨空腹服用，稍做活动后再进早餐，既利于吸收也不会滞气。

◎第二，补气之莲子

莲子性平，味甘涩。入心、脾、肾经，是滋补佳品。具有补脾止泻、补益心气、益肾涩清、养心安神的功效。用于脾虚久泻，遗精带下，心悸失眠。主治夜寐多梦，失眠，健忘，心烦口渴，腰痛脚弱，耳目不聪，遗精，淋浊，久痢，虚泻，妇女崩漏带下以及胃虚不欲饮等病症。选购贮藏莲子时，应注意以个大饱满、肉色

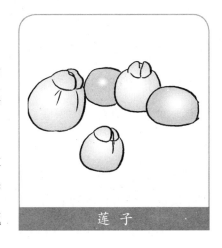

莲子

白、煮之易烂者为佳。贮藏于阴凉干燥处，防虫蛀。

说到莲子我们自然就会想到让人百喝不厌的莲子羹。你知道莲子羹怎么做吗？下面我们就来介绍一下它的做法：

【原料】莲子250克，大米100克，水适量，白糖适量。

【做法】将去衣去心的干莲子用水冲洗干净，再放入蒸锅内，隔水蒸至莲子酥软，取出；于沸水内加入冲洗干净的西米，煮数分钟取出，用冷水浸泡1小时至大米呈透明状，取出，将西米加适量水加热煮沸，改用文火煮至西米粒酥熟。将蒸酥的莲子加入米粥中，加白糖，边搅匀边加热煮沸。晾凉，放入冰箱内冷凉即成。

【功效】这样做出的莲子羹有清心顺气的功效，特别适合妊娠期孕妇食用，具有保健功效。

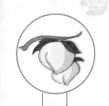

◎第三，补气之莲藕

在清代咸丰年间，莲藕就被钦定为御膳贡品了。因与"偶"同音，故民间习俗用吃藕祝愿婚姻美满，又因其出淤泥而不染，与荷花同作为清廉高洁的人格象征。关于莲藕的来历，还有一个美丽动人的传说呢。

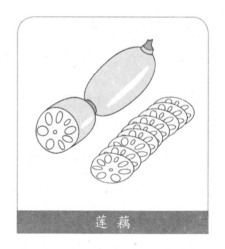

莲藕

传说在很久很久以前，八百里洞庭湖没有鱼虾，湖岸也没有花草，远远望去，只是白茫茫的一片水。有一个美丽而又善良的莲花仙子，私自偷了百草的种子，下到了洞庭。在湖边她遇到了一个叫藕郎的英俊小伙子，于是两人一见钟情。他们在庭湖里种下芡、菱角；在湖岸边种下蒿笋、蓼米；在湖洲上种下蒲柳、芦苇。慢慢地，原来连鸟兽也不栖身的洞庭湖，被他们打扮得比天底下任何地方都漂亮！莲花仙子陶醉于自己甜蜜的爱情中，而忘记了天上的琼楼玉宇，与藕郎结成婚配，从此在洞庭湖过起了美满的凡间生活。

月有阴晴圆缺，人有旦夕祸福，不料，有一天，这件事被天帝知道了，天帝大怒，派下天兵天将，要将莲花仙子捉拿问罪。莲花仙子只得到湖里躲起来，临别时，她将一颗自己精气所结的宝珠交给藕郎。没过几天，藕郎被天兵捉住。就在天兵挥刀向他脖子砍来的一刹那，他咬破了宝珠，吞进自己腹中。虽然，藕郎身首两节，但刀口处留下细细白丝，刀一抽，那股白丝就把头颈又连接起来。一连砍了九九八十一刀，怎么也杀不死藕郎。天帝赐下法箍，箍住藕郎的脖子，投入湖中。谁知藕郎沉入湖底泥中后，竟落地生根，长出又白又嫩的藕来。那法箍箍住一节，它又往前长一节，法箍就变成了藕节。

与此同时，躲入湖中的莲花仙子得知藕郎化成了白藕，十分伤心，于是自己也沉入湖底，与藕郎做伴儿。当天帝亲自带兵赶到洞庭湖时，水面上突然长出来一片伞状的绿叶，一枝顶端开着白花的花梗，不一会，长出一个莲蓬来，上面长满了一颗颗珠子。天帝见状，忙下令挖掉它。可是，挖到哪里，荷叶绿到哪里，莲花开到哪里，白藕长到哪里。天兵天将挖遍了洞庭，红莲、白藕、青荷叶也长遍了洞庭，气得天帝只好收兵。

从此以后，白藕和美丽的莲花在洞庭湖安了家，他们年年将藕和莲子奉献给这里的人民，为人们的身体健康作出了巨大贡献。那么，莲藕都有哪些功效呢？

莲藕的药用功效十分可观，相传南宋孝宗曾患痢疾，就是用鲜藕汁以热酒冲服治好的。李时珍在《本草纲目》中称藕为"灵根"，味甘，性寒，无毒，视为祛瘀生津之佳品。莲藕生吃，能清热润肺，凉血行瘀。莲藕熟吃，可健脾开胃，止泻固精。老年人常吃藕，可以调中开胃，益血补髓，安神健脑，具延年益寿之功。妇女产后忌食生冷，唯独不忌藕，是因为它能消瘀。藕有清肺止血的功效，肺结核病人最宜食用。食用莲藕要挑选外皮呈黄褐色、肉肥厚而白的。如果发黑，有异味，则不宜食用。储藏藕时忌用铁器，以免引起食物发黑。

失神者死，养生需补血安神

什么是神呢？古人认为，"神"是人的精神、意志、知觉、运动等的一切生命活动的最高统帅。它就像一个军队的总指挥，任何一个支队

第一章 食话食说

的行动都要听它的安排，受它的约束。神包括人的一切精神活动，通过这些活动能够体现人的健康状况。现实生活中我们说一个人红光满面，目光炯炯有神，就是这个人有"神"的具体体现。如果一个人目光呆滞、精神委靡，就说这个人无神。

神是生命的主宰，体现着生命发展的规律。"神"是由先天之精生成的，当胚胎形成之际，生命之神也就产生了。"神"在人身居首要地位，唯有"神"在，才能有人的一切生命活动现象。人体之神藏于心，故《黄帝内经》说："心者，神之舍也"、"心藏神"。意思是说，心为神之舍，心主宰人体的心理活动。心是人进行精神意识、思维活动的主要内脏。但是必须明白，人的精神意识思维活动是由五脏共同完成的，在五脏的精神活动中，心是主宰者，除思维活动外，心还是人体情志的发生之处和主宰者。

神首先表现在气血方面。人依赖水谷获得必要的营养物质，以生气血，而气血是化生精神的物质基础，摄入水谷充足，营养丰富，人体气血充盛，脏腑生理活动正常，则精力充沛，思维敏捷。反之，水谷不足，精微化源匮乏，脏腑气血虚衰，产生精神的物质基础亏损，精神也就委靡不振，思维迟钝。临床上，当心血不足时，可表现为心跳、心慌、健忘、失眠；当外伤失血、妇女血崩、呕血、便血时，可致头晕心悸、体倦无力，甚则昏迷，乃至于死亡。因而，养神的重要一点是摄入充足的饮食。

"形与神俱，尽终天年"，是养生的根本目的。《黄帝内经》里说："得神者昌，失神者亡。"昌，是指生机旺盛；亡，是说生命消亡。其鉴别点在于是有神还是无神。"形神合一"是中医学的生命观，"形与神俱"是生命的基本特征。

由上可知，精是物质基础，气是功能和能量，神是信息及其调控。

精、气、神三者之间是相互滋生、相互助长的，三者协调互动，缺一不可，共同保证人体生命的正常运行，并且贯穿于生命活动的全过程。从中医学讲，人的生命起源是"精"，维持生命的动力是"气"，而生命的体现就是"神"的活动。所以说人的精充气就足，气足神就旺；精亏气就虚，气虚神也就少。反过来说，人的神旺则说明气足，气足则说明精充。中医学评定一个人的健康情况，或是疾病的顺逆，都是从这三方面考虑的。因此，古人称精、气、神为人身"三宝"是有它一定道理的。古人有"精脱者死，气脱者死，失神者死"的说法，以此也不难看出"精、气、神"三者是人生命存亡的根本。

补血安神的食物也有很多，如大枣、桂圆、桑葚、猪血、羊血、菠菜等，下面我们简单介绍以下几种。

◎第一，补血安神之大枣

说到枣，我们自然会想到又鲜又甜的大红枣，关于红枣还有这样一个传说：传说枣本为天界仙果，王母派金童玉女持两颗仙枣到人间犒赏治水有功的禹王。金童玉女经不住诱惑，半路上偷吃了仙枣。王母盛怒之下便把他们变成两颗枣核打下凡间。金童变成了长枣，玉女变成了圆枣。从此

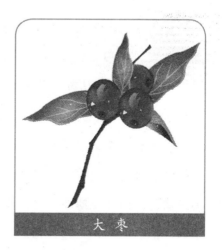

大枣

世上便有了枣。可这时的枣虽香甜可口，却只能由青变白，色气不好。一次王母娘娘想到人间看看，巡至黄河边便闻出一股沁人心脾的枣香，循味来到一片枣林。王母娘娘看到枝头明亮的枣，禁不住顺手去摘，不慎被枣刺刺破了手指，鲜红的血滴到枣儿上。从此，白枣便变成了红

枣。因王母娘娘的血为仙精所在，所以红枣便有了治病、保健和驻颜长寿的功效。

大枣，味甘，性温，是我们的补益佳品。据《本草纲目》记载："干枣润心肺、止咳、补五脏、治虚损，除肠胃癖气。""大枣味甘无毒、主心邪气、安中养脾、平胃气、通九窍，助十二经。"是药性缓和的强壮剂，有补中益气、养血安神之效，常用为补药，可调营卫、疗寒热，治疗脾虚泄泻、阳痿、贫血、心悸、失眠、盗汗等症。经常食枣能提高人的免疫功能，起到防病抗衰与养颜益寿作用。俗话说："一日吃三枣，终身不显老"。此话不无道理。

◎第二，补血安神之桂圆

桂圆，又称龙眼。关于桂圆，也有一个传说。据说，很早以前，在福建一带，有条恶龙，每逢八月海水涨大潮，就兴风作浪，毁坏庄稼，糟蹋房屋，人畜被害不计其数。周围的老百姓只好逃离家园，在石洞里躲起来。

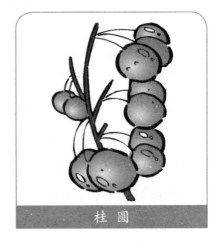

桂圆

当地有一个武艺高强的少年，名叫桂圆。他看到恶龙兴风作浪，决心为民除害，与恶龙搏斗一番。到了八月，大潮来了，他就准备好酒、猪羊肉，把它们合在一起。恶龙上岸以后，一看到猪羊肉馋得口水直往下淌，几口就把猪羊肉吃光了。因为猪羊肉是用大量的酒泡过的，所以没等恶龙走多远，就躺在地上不动了。这时桂圆举起钢刀，朝龙的左眼刺去，龙眼被刺了出来，恶龙痛得来回翻滚，正要逃跑时，桂圆揪住龙角，骑在龙身上，当恶龙极力想摆脱桂圆时，桂圆用钢刀刺向恶龙的右眼，恶龙的双眼失去，痛得嗷嗷大叫。经过一阵搏斗，恶龙流血过多死去。桂圆由于在搏斗中负伤过重，也死了。于是，在这个地方长出了一种果品，人们称之为"龙眼"，也叫"桂圆"。

桂圆，性温，味甘，入心经、脾经。和荔枝性属温热不同，桂圆能够入药，有壮阳益气、补益心脾、养血安神、润肤美容等多种功效，可治疗贫血、心悸、失眠、健忘、神经衰弱及病后、产后身体虚弱等症。李时珍说："龙眼大补"、"资益以龙眼为良"。现代研究证明，桂圆肉有明显的延缓衰老、抗癌的作用。因其食性温润而滞，素有痰湿、胃火及风热袭肺者不宜食用；体质偏热、阴虚火旺、糖尿病、痛疽疔疮、尿道炎、盆腔炎、月经过多等各种炎症及舌苔厚腻者忌食。小儿及青少年均不宜多食。另外，挑选桂圆要注意剥开时果肉应透明无薄膜，无汁液溢出，留意蒂部不应沾水，否则易变坏。

◎ 第三，补血安神之猪肝

猪肝，性温，味甘苦，归肝经。有补肝养血、明目的功效。一般人群均可食用，尤其适宜气血虚弱、面色萎黄、缺铁性贫血者食用；适宜肝血不足所致的视物模糊不清、夜盲、眼干燥症、小儿麻疹病后角膜软化症、内外翳障等眼病者食用；适宜癌症病人及放疗、化

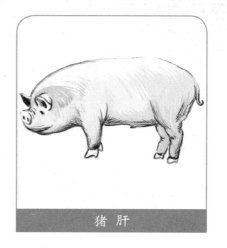

猪肝

疗后食用；适合贫血的人、常在电脑前工作、爱喝酒的人食用。但患有高血压、冠心病、肥胖症及血脂高的人忌食猪肝，因为肝中胆固醇含量较高。有病而变色或有结节的猪肝忌食。

◎第四，补血安神之桑葚

桑葚，又叫桑果，味甘、性寒，具有补肝益肾、生津润肠、乌发明目、止渴解毒、养颜等功效，适用于阴血不足、头晕目眩、盗汗及津伤口渴、消渴、肠燥便秘等症。因此，肠胃不好，有便泄的人不适合吃桑葚，此外，儿童不要大量吃。现代研究发现桑葚可以促进血红细胞的生长，防

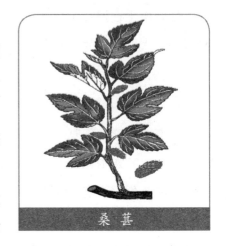

桑葚

止白细胞减少，并对治疗糖尿病、贫血、高血压、高血脂、冠心病、神经衰弱等病症具有辅助功效。桑葚具有的多种活性成分，可调整机体免疫功能，促进造血细胞生长、降糖、降脂、降血压、护肝、抗AIDS作用，并能促进新陈代谢。在临床上应用很广，尤其是对中老年病人和延缓衰老有重要意义。

第三节
病从气中来，食养"扶正气"

 百病生于气，邪不压正

"百病生于气"，这是我们常常挂在嘴边的一句话。许多人也许会认为，这里的气指的是"生气或情绪不佳"。其实不尽然，这句话中所指的"气"，并非完全是生气的"气"。在中医学眼里，它包括的范围十分广泛，有脏腑之气、经络之气、情志之气、天地之气、六淫邪气、水谷精气、寒热温凉四气等等。

首先拿脏腑之气来说，如果把我们的五脏六腑比作各大城市的话，十二经脉和奇经八脉及其他的大小经络，都相当于是联系于各大城市之间的高速公路，而我们的气和血就是这些高速公路上不停被运输的能源物质。最简单的例子，一旦供给心脏的气不够用，心脏会如何？或是一旦供给心脏的气过多了，心脏又如何？或是一旦供给心脏的气被堵在路上，又会如何？以上三个问题，只要出现一个，疾病就会产生。

六淫邪气或情志之气也可致病。尤其是邪气压过正气，经常侵犯人体时，人的健康就会变得越来越"贫瘠"。

因此，如果你得了病，说明你的正气是缺乏的。健康到老，无疾而终的人正气充足；相反，疾病缠身，甚至英年因病早逝的人正气便受到了严重的损伤。从一定意义上讲，许多疾病的发展过程，也就是邪正斗争及其盛衰变化的过程。事实上，在疾病的发展过程中，正气与邪气这两种力量不是固定不变的，而是在其相互斗争的过程中，客观上存在着力量对比的消长盛衰变化，并有一定的规律可以遵循。即正气增长而旺盛，则邪气必然消退而衰减；邪气增长而亢盛，则正气必然虚损而衰退。由此，则发生着疾病的好转或痊愈以及恶化或危重等不同的预后和转归。

 ## 食养脏气，营卫身体健康

什么是气不足？我们来打个比方，人体的气不足就像我们的自行车车胎的气不足一样。车胎气不足就会变软，即使勉强骑上去也让人感觉走起路来特费力，甚至容易把车胎压坏，最后导致不能再骑，因此需要我们及时给车胎充气，从而保证其能正常运行。人体的气不足也是这样，需要我们及时补充气，从而保证身体的正常运行。

《灵枢·口问》说："故邪之所在，皆为不足。故上气不足，脑为之不满，耳为之苦鸣，头为之苦倾，目为之眩。中气不足，溲便为之变，肠为之苦鸣。下气不足，则乃为痿厥心悗。"意思是说，邪气侵犯的部位，都是正气不足之处。因此，上部的正气不足，则脑髓不满而空虚，就会出现耳鸣、头晕欲倒、目眩昏花；中部的正气不足，就会出现二便失常，腹中肠鸣；下部的正气不足，就会出现双下肢痿软无力、厥冷以及心胸烦闷等。

生活中，也许我们会有这样的感觉，身体劳累，十分困倦，健忘，身体免疫力差，性功能下降，手脚冬天冰凉，夏天发热。这是为什么呢？一句话，人体的气不足了。其实，人体的气是不停地流动的，除了维持生命外，还具有调节人的体温的作用，从气的这个功能上来讲，我们体内的气有类似空调的功效，在夏天，充足的气会调整血的供应量，尽量让人的四肢末端降温，冬天也尽量让人的四肢末端升温，不过，一旦气虚，身体会首先考虑将确保躯干部和重要脏器的气血供给，所以离躯干最远的手脚这类的"边远山区"，能够分配到的气自然很少，在没有足够的气能到达四肢末端的情况下，"空调"调控作用失灵，就有了夏天手脚热，冬天手脚凉了，而且气越是不足，这种状况就越明显，这提示着你的气需要补充了。

引起气不足的原因有很多，如过度劳累、营养摄入和吸收不足、情绪不佳等，都会引起气虚，因此，针对不同的情况，补气的方法也有许多，如保证充足的睡眠、保持良好情绪、适量进行体育锻炼、增加饮食营养等都是补气的好方法。在这里，我们就不再一一列举，具体讲一下利用饮食来调理气不足的方法。

气不足有心气不足、脾气不足、肾气不足、肺气不足之差别，因此，运用饮食调养时，应区别对待。

◎其一，心气不足

心气不足的突出表现是心慌、气短、乏力，常用的饮食调养食疗方有：

①莲子配白茯苓、怀山药、陈仓米、糯米、白砂糖各适量，蒸熟做成糕，每日食用，有补益心血的功效；②白酒500毫升，五味子30克，泡7天后服，每次10～20毫升，每日1～2次，对心气虚引起的体虚乏力、失眠、心悸有良好效果；③用牛、马、鸡的心，加调料煮食烹膳，或焙干为末。每服3克，米酒送服，每日3次。可治"健忘"等病症；④龙眼肉补气血、益心脾、安神。据临床显示，对神经性心悸有一定的疗效，每次用量50～100克；⑤浮小麦有养心气、生津液、止虚汗之功效。可用30克浮小麦与甘草15克合煎，每日1剂服用。

◎其二，脾气不足

脾气不足表现为食欲不振、倦怠、腹胀、大便稀。常用的饮食调养方法有：

①喝蜂蜜。《神农本草经》中赞誉蜂蜜能"安五脏、补不足、益

气补中"，"久服强志轻身，延年益寿"。脾虚之人，每日50克，空腹食之；②吃大枣。大枣是补脾之要药，国外称为"天然维生素丸"。尤其是在春天肝旺犯脾之时，更应多吃大枣；将大枣、白果、莲子装在碗内，撒入人参粉和匀，填入鸭腹，再把鸭子放在容器内，上笼用大火蒸约3小时。本药膳健脾胃、补气血，再用全鸭作主食，更能增加营养。

◎其三，肾气不足

肾气不足主要表现为周身乏力、腰酸、手脚不温。调养肾气不足常用的食物有：

①海参。海参是一种高蛋白质、低脂肪、低胆固醇的食品，能益肾气、滋肾阳、止血消炎，不仅是名菜，而且被视为滋补食品。常食对冠心病、高血压、肝炎病人的气短、乏力具有良好效果；②山药。山药是一种廉价补品，《食用本草学》记载它"可以煮食，或作饭菜，或作点心，都很甘美"。山药每次吃10～30克。凡年老体弱之人常食大有裨益；③栗子。《名医别录》把栗子列为上品之药，认为它有"益气、厚肠胃、补肾气"的作用，老年肾亏、周身乏力，可每日早晚各吃生栗子2枚。

◎其四，肺气不足

肺气不足的突出表现是气短，动则气喘，常自汗出。常用的饮食疗法有：

①羊肺汤。将羊肺适量用水冲干净，放在容器内加水约500毫升，隔水炖熟食之。对肺气虚弱引起的气短有良效。这是因为羊肺甘平，能补虚弱、益肺气；②归芪蒸鸡。将当归20克、炙黄芪100克由鸡的裆部装入腹内，腹部向上，摆上葱、姜，注入清汤，加入食盐、绍酒、胡椒粉、沸水旺火上笼蒸约2小时取出。本药膳常食能补益全身之气，因方

中黄芪为重要的补肺气之药。

 ## 上火，饮食调节就可以"泻火"

俗话说："气有余便是火。"气有余就是指我们身体里气的供应已经超过我们的消耗需求，总有很多的气无法消耗出去，于是这部分无处可去的气便会到处惹是生非，从而形成中医学所说的"上火"的状态，如咽喉干痛、两眼红赤、鼻腔热烘、口干舌痛以及烂嘴角、流鼻血、牙痛等症状。所以古人说"气有余便是火"。经常给自行车带打气的人都有深刻体会，气不足不行，但也不是打得越多越好，一旦气过多了，尤其是夏天，自行车仿佛就不太容易听使唤了，而且一旦气多到再也不能多的情况下，结果就是"嘭"的爆裂了，高血压或是心脑血管意外等好多疾病都是因为当初没把"气有余"当回事。

气有余是怎么产生的呢？这有多方面的原因。如情绪波动过大、中暑、受凉、伤风、嗜烟酒以及过食葱、姜、蒜、辣椒等辛辣之品，贪食羊肉、狗肉等肥腻之品和中毒、缺少睡眠等都会"上火"。中医学把头昏、咽喉肿痛等偏上部位的火热症状叫"上焦火"，把烦热口渴、胃脘痛等中间部位的叫"中焦火"，把便秘、尿赤等偏下部位的叫"下焦火"。又按脏腑开窍，把口舌生疮称"心火"，目赤肿痛称"肝火"，鼻扇气喘称"肺火"等等。结合内在情况，这些火还可统分"虚实"两大类，症状轻、时间长并伴手足心热、潮热盗汗等的属虚火；症状重、来势猛的属实火。这种分类为有关治疗提供了依据。

"上火"怎么办？当然不外乎保持平和的心态，调整好饮食，进行适当的锻炼，我们这里具体说一下饮食调养。"上火"可通过饮食调节，且"食疗"有独特的效果。

◎ 第一，要清淡饮食

造物主在造物时是很公平的，清淡的东西虽然远远不如大鱼大肉好吃，但是它们带给我们的烦恼和恶果也远远不及后者。所以再好吃的东西，再怎么嗜好的东西，常想着点它会带给我们的不好的结果，就多少会控制住些欲望了。因此，经常"上火"的人要以清淡饮食为主。尤其要多吃点"苦"味食物。因为苦味食物是"火"的天敌！最佳的清热解毒的苦味食物当属苦瓜。它既可以凉拌，又可以炒着吃或煲汤吃，能炒得既不失"青"又熟最好。凉拌苦瓜的去火效果比较好，因为这样不会破坏苦瓜本身的营养成分。另外，还可以用苦瓜切成片泡茶或榨出汁来喝，饮用生苦瓜汁能使身体迅速吸收大量的苦瓜有效成分。为了苦瓜不至于那么苦，可以在吃之前，用盐水泡泡，这样可以去掉一些苦味，也可去除苦瓜中的一些草酸，以免妨碍食物中钙的吸收。除了苦瓜，还有其他苦味食物也值得推荐，如杏仁、苦菜、苦丁茶、芹菜、苦荞麦、芥蓝、旱金莲等。用鲜芹菜叶加水煎剂，或用鲜芹菜以开水烫后榨取其汁，食后同样能清热解暑。

除了多吃苦味食物外，还应多吃甘甜爽口的新鲜蔬菜和水果。比如花椰菜、甘蓝菜、西瓜、苹果、山楂、葡萄等富含矿物质，有宁神、降火的神奇功效，因此在春季应常吃这些食品。但切记不要饮酒、不要吃辣，否则就是火上浇油，加快气有余不好结果的产生。

◎ 第二，注意去心火

什么是心火呢？心火分虚实两种，如果你经常出汗、心烦、口干、体温低热，就说明患了虚火；如果反复口腔溃疡、小便短赤、口干、心烦易怒，则说明患了实火。

喝莲子汤可以去心火，具体做法是：莲子30克，不去莲心，栀子15克，用纱布包扎，加冰糖适量，水煎，吃莲子喝汤。

◎第三，注意去肝火

人体有肝火表现为头晕、头痛、眼干、耳鸣、口臭或口苦、两胁胀痛。喝梨水去肝火，具体做法是：梨2个，削皮切块，川贝母10克捣成碎末，加入适量冰糖，清水适量炖服。

◎第四，注意去肺火

人体有肺火主要表现在手足心热，干咳无痰或痰少而黏、舌红，容易失眠。吃猪肝可去肺火。具体做法是：菊花30克，用纱布包好，猪肝1付，共煮至肝熟，吃肝喝汤即可。

◎第五，注意去胃火

胃火有虚实两种，虚火表现为轻微咳嗽、便秘、饮食量少、腹胀、舌红而少苔；实火表现为口干口苦，上腹不适、大便干硬。

喝绿豆粥去胃火，具体做法是：绿豆、粳米各适量，石膏粉30克，先用水煎煮石膏，然后过滤去渣，取其清液，更加入粳米、绿豆煮粥食用。

◎第六，注意去肾火

人体有肾火主要表现为耳鸣耳聋、头晕目眩、潮热盗汗、腰脊酸软、五心烦躁。

吃猪腰去肾火，具体做法是：枸杞子、山萸肉各15克，猪腰2只，一块儿放入沙锅内煮至猪腰子熟，吃猪腰喝汤即可。

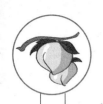

气不顺，就吃萝卜山楂玫瑰花

什么是气不畅呢？我们来打个比方，我们冬天取暖用的煤炉，如果烟囱不顺畅，里面有滞留物，火就不旺了，煤气也不容易通过烟囱迅速排出去，无路可走的煤气就会通过别的小路跑到屋里，这十分危险，容易让屋中浑然不知的人煤气中毒，甚至导致死亡。如果你感冒了，鼻子塞住了，尤其是两个鼻孔同时塞住，你的感觉会怎样？气不畅，感到郁闷，于是不得不用嘴来呼吸。当我们人体气不畅时，我们就会感到胸口或喉部像堵了一个东西，其实食管里什么东西也没有，那究竟是什么堵了呢？是气，是我们体内的气不顺了。

我们体内的气是按照我们体内的经络来运行的，一旦经络因为某种问题出现了运行上的不畅，就会导致气不畅。导致气不畅的具体原因包括心情郁闷、思虑过度、外伤或是受寒。心情郁闷或思虑过度导致的气不畅也许我们每个人都经历过。而外伤就像是地震或战争总要毁掉一部分公路一样，人体遭受外伤时，我们身体的很多经脉会发生运行极为受阻的情况，我们吸气就会感到不畅；人体受寒，就像是河水结冰一样，我们体内的气虽然不会被冻住，但是受寒可以让血流变慢拥堵，从而间接导致气的受阻，气不畅便由此产生。

如何预防和治疗气不畅呢？除了保持心情愉快、保暖、及时治疗外伤外，饮食也是缓解气不畅的一种不错的方法。那么，气不畅，我们适宜吃哪些食物呢？

◎第一，萝卜

萝卜有"小人参"之美称，民间还有"萝卜上市，郎中下市"、

"萝卜上市、医生没事"、"萝卜进城，医生关门"、"冬吃萝卜夏吃姜，不要医生开药方"、"萝卜一味，气煞太医"之说，当然，这些话有点夸张！但萝卜的确是个很好的东西！萝卜长于顺气健胃，清热消痰，以青萝卜疗效最佳，红皮白心者次之，如胃寒的女性，可以加排骨、牛肉等炖萝卜汤吃。萝卜种类繁多，生

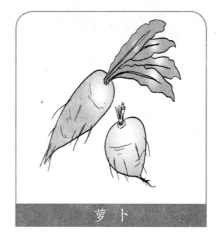

萝卜

吃以汁多辣味少者为好。红萝卜性微温、白萝卜性平、青萝卜性微寒，食用时要根据自身情况而定。青萝卜为寒凉蔬菜，阴胜偏寒体质者、脾胃虚寒者不宜多食，胃及十二指肠溃疡、慢性胃炎、单纯甲状腺肿、先兆流产、子宫脱垂等病人少食青萝卜。另外，服用人参、西洋参时不要同时吃萝卜，以免药效相反，起不到补益作用。下面几款用萝卜做的佳肴有利于缓解气不畅。

食疗方一：卜酸梅汤

【原料】鲜萝卜250克，酸梅2枚，水3碗，食盐少许。

【做法】将萝卜切成薄片，放入锅内，加入清水和酸梅，煎至一碗半，用食盐少许调味，去渣饮用。

【功效】适用于饮食积滞或进食过饱引起的胸闷、胃灼热、腹胀、胁痛、烦躁气逆等症。

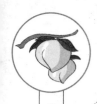

食疗方二：萝卜饼

【原料】白萝卜250克，瘦猪肉100克，生姜、葱白、精盐、菜油各适量，面粉250克。

【做法】将萝卜丝用菜油炒至五成熟与肉丝等调料拌匀成馅，将面团加馅制成饼，放油锅烙熟，作主食，可长期服用。

【功效】主治痰湿中阻之眩晕头痛、呕吐、咳喘、食后腹胀等症。

◎第二，山楂

说起山楂，我们就会想到用山楂做成的冰糖葫芦，让人一见就会垂涎欲滴。冰糖葫芦还能治病呢。传说南宋绍熙年间，宋光宗最宠爱的黄贵妃生了怪病，她有一段时间突然变得面黄肌瘦，不思饮食。御医用了许多贵重药品，都不见效。眼见贵妃一日日病重起来，皇帝无奈，只好张榜招

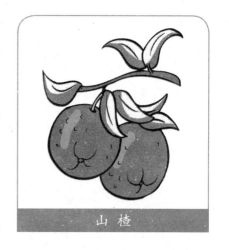

山楂

医。一位江湖郎中揭榜进宫，他在为贵妃诊脉后说："只要将棠球子（即山楂）与红糖煎熬，每饭前吃5～10枚，半月后病准会好。"贵妃按此方服用后，果然如期病愈了。于是龙颜大悦，命如法炮制。后来，这酸脆香甜的山楂传到民间，就成了冰糖葫芦。

中医学认为，山楂擅长顺气活血、化食消积，还可减肥消脂，无论生吃、熟吃、泡水，各种用法皆有效，但食用要适量，孕妇及胃酸过多的女性慎用。

中医学还认为，山楂只消不补，脾胃虚弱者不宜多食。健康的人食用山楂也应有所节制，尤其是儿童，正处于牙齿更替时期，长时间贪食山楂或山楂片、山楂糕等，对牙齿生长不利。另外，山楂片、果丹皮含有大量糖分、儿童进食过多会使血糖保持在较高水平，没有饥饿感，影响进食，长期大量食用会导致营养不良、贫血等。糖尿病病人不宜食用，可适当食用山楂鲜果。食用后要注意及时漱口刷牙，以防伤害牙齿。另外，山楂不可空腹吃，也不提倡生吃。

◎第三，玫瑰花

玫瑰花有疏肝理气、宁心安神的功效，沏茶时放几朵玫瑰花不但有顺气功效，还能赏心悦目，没有喝茶习惯的女性可以单独泡玫瑰花喝，或者将香气扑鼻的玫瑰花插在居室的花瓶里，呼吸进花香也能顺气宁神。

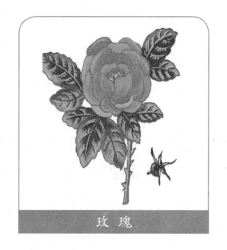

玫瑰

另外，莲藕、茴香、柑橘、槟榔也可以治疗气不顺。莲藕能顺气，还能健脾胃，养心安神，属顺气佳品，以清水煮藕或煮藕粥疗效最佳；茴香子和叶都有顺气作用，用叶做菜馅或炒菜食用，都可起到顺气健胃止痛的功效；柑橘不但味道甜美，还有行气宽胸之功，除果肉外，橘络也有一定的药用价值，橘络泡饮可以通络化痰、理气消滞。槟榔果可炒熟吃，能顺气和胃，止痛消积。

第二章
字里藏食

　　作为中国人，我们对许多汉字会认、会写、会读，可是深究其意，却发现他们就像那些长期在一起的夫妻一样，在面对一些突发事件时，对方才觉得原来自己需要对他们进行重新认识。比如"健康"、"饥饿"、"糟糠"、"膏粱"、"干渴"等等，这些词我们很熟悉，也经常用到。但从医学角度去做进一步的阐释后，我们会发现，它们远比我们平常所用更有新意、深意，还更实惠。

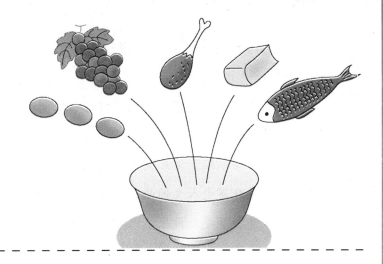

第一节
说文解字话"健康"

著名健康专家洪昭光教授曾说过：聪明人投资健康，健康增值；明白人储蓄健康，健康保值；普通人漠视健康，健康贬值；糊涂人透支健康，生命浓缩。健康是人生最宝贵的财富。因为拥有了健康的身体，才能充分享受人生的快乐。没有健康，无论你多么富有，都没有精力和心情去享受。健康不只取决于先天的赐予，更重要的是自身的厚待。那么，我们应如何去理解健康呢？

 养生，从"健康"一词说起

健康是人人都关注的话题，无论中医学还是西医，都是为了寻求一个共同的目标——健康。

一般来说，看一个人健康与否，主要是看他的身体有没有疾病，其实这只是浅层含义。深层次的含义则是指他的人生旅途是不是符合自然规律，自然规律何其多，怎么做才能全符合？中医学早就想到了这一问题，中医学把大自然进行归类，归成阴阳五行，以便人们掌握。

那么健的寿命到底有多长呢？《素问·上古天真论》记载："余闻上古之人，春秋皆度百岁，而动作不衰。"可见，人活百岁在古代就不足为奇。为什么能活这么长时间呢？古人认为：上古之人，一般都懂得养生之道，能根据自然的阴阳变化来调整、平衡自身的阴阳，并善于利用气功、导引等保健方法来维持身体健康。再加上他们对饮食有一定节制，作息有一定规律，不过度劳累，所以能做到形体与精神的协调，活到人类应该有的寿数，度过百岁才死去。而现在有的人却不这样做，他们的生活毫无规律，把酒当作水饮，酒醉了还常常肆行房事，纵情色欲，因而耗尽了精气，散失了真元。

"康"字还有另外一层含义，就是指五个方向的道路都通畅，成语有"康庄大道"，据《尔雅·释宫》："一达谓之道路，二达谓之歧旁，三达谓之剧旁，四达谓之衢，五达谓之康，六达谓之庄，七达谓之剧骖，八达谓之崇期，九达谓之逵。"古人命名一路通畅为"道路"，一分为二有分岔叫做"歧"，十字路口通达四个方向叫做"衢"，通达五个方向就叫做"康"，通达六个方向叫做"庄"……通达九个方向叫做"逵"。

我们知道，各个城市与乡镇之间的道路通畅便捷了，它们相互之间的物质和能量才能得以顺利交换，信息才能更有效地交流。各个方向的道路通畅了，才有更好的选择余地，才能得到最有价值的交流，最终达到平衡。我们的身体想维持正常的运转也是如此。中医学认为：人体内不仅有肉眼可以看得见的血在脉管里流动，还有一种无形的能量即气，它在人体内有蓄积、流动，这种流动是有规律的，有着各自的节奏、方向、时间。这种能量流动通过的路线称之为"经络"，大路为"经"，小径为"络"。《灵枢·邪气脏腑病形》曰："十二经脉，三百六十五络，其血气皆上于面而走于窍。"如果经脉不通，或者络脉不畅，人的气血运行就会停滞，轻则出现疼痛，重则出现麻痹，久而久之就会造成疾患。

因此，人如果不按自然规律生活走，人就不能健康。尤其是现代人，生活水平提高了，生活富裕了，可以好吃好喝了。但是，好吃好喝不等于吃好喝好，不等于吃出健康。如果缺乏科学的饮食常识，无节制地乱吃乱喝，无规律地乱吃乱喝，不仅不是福反而是祸。饮食对于人类，不但是生存繁衍的第一需要，而且是防病治病的重要手段。饮食像水一样，既能载舟，也能覆舟，既能营养身体，也能招致疾病。

 ## 四惑之首，养生需要谨避"酒"

　　人生有四惑，即酒、色、财、气。酒为四惑之一。水能载舟，也能覆舟，酒也一样。我们知道，酒，可以伤身，可以乱性，但少喝还可以养脾扶肝、通肠胃，如果这些还不十分确认的话，至少有一点大家是公认的，那就是酒能御寒。

　　《素问·厥论》记载："酒入于胃，则络脉满而经脉虚，脾主为胃行其津液者也，阴气虚则阳气入，阳气入则胃不和，胃不和则精气竭，精气竭则不营其四支也。此人必数醉，若饱以入房，气聚于脾中不得散，酒气与谷气相搏，热盛于中，故热遍于身内热而溺赤也。夫酒气盛而悍，肾气有衰，阳气独胜，故手足为之热也。"意思是说，酒为水谷之精，熟谷之液，其气凶悍，因此饮酒之后，卫气随着酒气就先行于皮肤，而充盈于脉络，不从脾气以行于经脉，所以饮酒后能使络脉盈满而经脉空虚。脾主运化，有协助胃输布津液的功能。饮酒过度，脾无所输而致阴气不足；阴气虚则阳邪就乘虚而入，犯及于胃则使胃气不和；胃气失和，则后天之本乏竭，气血津液之化源断绝，四肢就得不到充分的滋养了。这种人必定是经常酗酒大醉，或者饮食后入房，使阴气虚而阳邪郁聚于脾中不得宣散，酒气与谷气相互搏结，酝酿生热，阳热盛于中焦，所以就表现为周身发热；因为有内热，因此小便色黄。由于酒为熟谷之液，性热而猛烈，加之饱醉入房，长此以往，肾的精气日益损伤，以致形成阴虚而阳气独胜的局面，所以就表现为手足发热而成为热厥了。

　　当然，酒并不是不可沾的毒药，把握一定的度，既可以解忧愁，可以通血脉，还可以在酒中让人们的情绪得到宣泄。因为一般人都喜欢

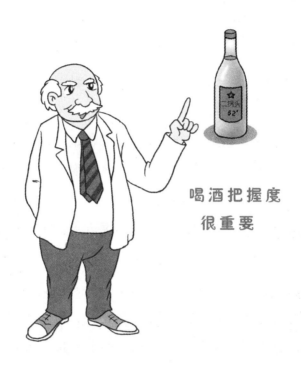

喝酒把握度
很重要

说"酒话"，于事业的挫败，于情感的不顺都是一个好的导引情绪的东西，当然，也不要忘记《素问·上古天真论》的养生劝导，即"以酒为浆，以妄为常，醉以入房，以欲竭其精，以耗散其真，不知持满，不时御神，务快其心，逆于生乐，起居无节，故半百而衰也"。意思是说，把酒当作吃饭时的汤来喝，把放纵的行为当作正常的活法，酒醉之后还去妄行房事；在追求嗜欲中使他们的精气枯竭，在恣情好色中使他们的真元丧尽；不懂得保持体内精气的充盈，不能够有节制地运用精神，只知道一定要使自己的心情愉快，违背了使生命获得真正快乐的大道，作息也没有规律，所以活到50来岁就都现出衰老的迹象了。

第二节

饮食有节说 "饥饿"

严格地讲，"饥"和"饿"有着本质的区别，因为饥描述的是客观存在，表示肚子里没有食物，而饿描述的是一种主观感觉。饥伤身，饿伤心，饿比饥要严重一些。

饥者不一定饿，饿者不一定饥，又饥又饿是身心的双重折磨。现代人的生活中，真正因为吃不饱而产生饥饿的人很少。很多人都是人为因素导致不合理的饥饿，如为了玩乐、为了工作，为了减肥等等。就拿减肥来说吧，现在人要苗条，要骨感，尤其是女人，胖的要减肥，不胖不瘦的也要减，连瘦得恰到好处的也在说自己胖，也在减。总之，减肥成了一种时尚，一种追求美的标准。于是，许多人为了减肥，采取不进食或不吃主食光吃水果、蔬菜的近乎自虐的方法，把自己搞得苦不堪言。我们知道，饿过了头，就不会感到饿了，这其实是身体开始透支体内储存的能量了，最终会导致厌食症。厌食症就是胃肠空虚无食、身体消瘦，却又根本不想吃东西的状态，这种病人往往还伴有消极、悲观、厌世的情感，甚至有自残、自杀的倾向。因此，减肥者一定要注意一个度的问题，切不可一味追求美，而忘了身体健康。还有的人就是因为懒，造成长期使肌体出现不间断性的饥饿，以致使气血缺乏，正气虚弱。

中医学认为，过饥，则人体缺乏必需的营养供应，气血生化也缺乏足够的资源，一方面使全身气血虚弱，脏腑功能减退，临床表现为面色不华、心悸气短、神疲乏力、消汗、消瘦、眩晕等症；另一方面使人体正气不足，抗病能力减弱，导致病邪入侵而促发多种病症。故《黄帝内经》曰："脾胃之气既伤，而元气亦不能充，而诸病之所由生也。"

 欲得身体安，需带三分饥和寒

不饥不饿是现代人的通病。就拿孩子来说吧，现在的孩子大多是独生子女，都是家中的小公主、小皇帝、小太阳，爷爷奶奶、姥爷姥姥、爸爸妈妈都对其疼爱备至。一日三餐鸡鸭鱼肉，零食也多为高档营养品。孩子的肚子里塞满了食物，总是处于饱满甚至食积状态。许多患儿的胃肠总是相对满实，咽喉反复发炎感染、腹胀、不放屁、嗳气、便秘，晚上睡觉爱蹬被子，甚至出现磨牙、流口水的症状；有的出现挑食、厌食；有的吃的多，消而不化，不长身体；有的出现多动、烦躁等症状。显然，这些孩子不会感到饿。

饭吃七分饱，尤其是孩子。自然，这不是说要饿着孩子，而是说要让孩子吃七八分饱，保持胃肠消化排空能力，以利于长期的消化吸收。要知道，小儿的消化系统还不成熟，消化能力弱，吃得过饱，胃肠负担过重，容易引起胃肠疾患。现代医学认为，让少食成为终身习惯，对于健康是至关重要的。但许多家长却说，那是因为过去人们生活穷困而产生的说法。于是对此古训置之不理，依然认为让孩子吃的越多越好，穿得越厚越好。甚至有的家长收入不高，自己省吃俭用，吃五谷杂粮、青菜豆腐，但他们却纵容孩子吃零食，甚至让孩子经常吃"洋快餐"，生怕孩子饿着了，以为只有让孩子不停地吃，才能保证孩子的营养，殊不知，这样对孩子的健康成长是十分不利的。

肥胖病人群的常见症状是吃得很多，但总感到饥饿。因此，对于长期感到饥饿的人而言，突然进食，一定要控制食物的量，要少吃多餐，否则病人虽然吃得很饱，但仍有饥饿感，于是不停进食，直到撑得不行。当然，许多胃痉挛、慢性萎缩性胃炎、胃癌、食管癌的病人也有不饥不饿的症状，他们稍微吃点东西就饱了，感觉撑得慌，吃不下去，同时还伴有嗳气、吞酸水、失眠、胸闷、早醒、抑郁等症状。

因此，不饥不饿的人一定要根据自己的实际情况来饮食，不饥不饿的时候不吃，哪怕是到了吃饭的时候。现在许多人都在提倡一定要吃早饭，尤其早饭要吃好，但却没有人关心早晨起来后胃的感受。前一天晚上的食物还在胃里没消化，一点食欲都没有的人，却硬要让本来就已超负荷工作的胃再接受几个鸡蛋，1杯牛奶，你说胃能没有意见吗？故饿而不饥的时候要吃点零食，点到为止；饥而不饿的时候要去看医生，另外还要调节自己的情绪，让自己快乐；又饥又饿时也要细嚼慢咽，适量饮食。

饮食倍伤肠胃，饮食扼守"五戒四不"

老张是某家医院的老病号，患肝硬化已有十多年了。平时他非常注意身体，病情控制得也还稳定。年三十那天晚上，由于心情高兴，饭又做得特别丰盛，吃晚饭时，忍不住胃口大开，就放开肚皮饱餐了一顿，吃完后看春节联欢晚会，一个节目还没看完，就有些看不清电视画面。他想可能是太累了，就躺在床上睡觉，可第二天睁开眼时，发现自己已经躺在了医院的病床上。一问才知道，可能是多吃了一些高蛋白质的鸡肉、鸭肉什么的，出现了肝昏迷现象，被家人打车送进了医院。

我国古代许多养生学家十分重视节食与健康长寿的作用，被后世称为"医书始祖"的《黄帝内经》云："饮食有节，度百岁乃去"；"饮食自倍，肠胃乃伤"。意思是如果在饮食上能有节制的话，可以长寿；如果放纵自己的饮食量，则会影响到身体健康。这一养生之道简便易行，古今通用。

早在20世纪30年代，营养学家就发现，在保证营养的前提下，限制热量摄入，长期处于微饥饿状态的人的寿命，要比终日饱食者的寿命长20%以上。说明节制饮食对长寿有重要意义。尤其是老年人的饮食应当少而精，富于营养又易于消化，要多吃新鲜蔬菜、水果，限制高脂肪、高热量食物的摄入量。每餐的食量应适可而止，一般以七八分饱为宜。中国人传统上喜欢吃很多粮食，其实每顿吃米饭等粮食不要太多，主要还是做到营养丰富、荤素有度、咸淡适宜。推荐多喝米仁粥、山药粥等。

我国医学专家通过动物实验后也发现，生命早期过度进食，会促进早发育早成熟，而成熟后的过度进食，又可增加许多疾病的发生，如心血管疾病、脂肪肝、肝硬化等，从而危害健康，缩短寿命。

据世界卫生组织老龄委专家近10年来的研究发现，在不同经济条件下的25个国家的1250名百岁以上的老人中，70%以上的老人有节制饮食的习惯，而且具有不偏食，不暴饮暴食，以摄取清淡和低热量膳食为主的特点。由此表明，节制饮食有益健康长寿。在肉丰鱼盛粮菜充裕的小康社会中生活，节制饮食延年寿的养生之法就显得更为重要。

因此，平时饮食应注意"五戒"、"四不"；即饥戒暴，累戒即饮，喜戒狂饮，愁戒不饮，暮戒饱饮；不饮空心茶，不饮无量酒，不贪喜食之物，不吃相克之食。总而言之，人生在世应忌一个贪字。贪，是人的一个弱点，就饮食而言，贪食者多病，只有饮食有节，才能体健命长。当然"饮食有节"还指不可吃得过少，吃得过少，身体得不到足够的营养，反而虚弱不堪。正确的方法是"量腹节所受"，即根据自己平时的饭量来决定每餐该吃多少。

第三节

挑肥拣瘦话"糠粱"

天地造化，奥妙无穷。否极泰来，泰极否来。其实，天生万物都是对立统一、相反相成的。"糟糠"和"膏粱"也是一样。比如，糠是五谷的皮壳，作用正好跟精米精面相反相成，如果我们能一起食用，就不会出现积痰生火的病症。再比如，厚味食物吃多了，就会产生内热，如口舌生疮、便秘等。而饮食预防内热病的方法就是多吃清淡泻火的食物，如冬瓜、苦瓜、藕、萝卜、梨、西瓜等。因此，饮食养生一定要讲究平衡性。

 字斟句酌细说"糟糠"与"膏粱"

这里所说的"糠粱"是"糟糠"与"膏粱"的合称。我们首先来说"糟糠"。

说到"糟糠"，我们自然会想到一句话"糟糠之妻不下堂"。关于这句话，还有一个感人的故事呢。话说汉代时，刘秀起兵讨伐王莽，由于当时力量十分薄弱，兵败了，被王莽一路追杀。刘秀和手下士兵们由北向南日夜奔逃。战斗中，刘秀手下有个叫宋弘的大将不幸负伤，成了累赘。当逃到饶阳境内时，宋弘实在走不动了，而后面追兵又紧，刘秀没有办法，只好急中生智将宋弘托付给了郑庄一户姓郑的人家养伤。

姓郑的这家特别同情刘秀，心地又非常善良，待宋弘亲如家人一样，端茶送水，好吃好喝，照顾得很是周到。特别是郑家女儿，长得虽不是很漂亮，但聪明大方、为人正派，待宋弘像亲兄弟一样，煎汤熬药，问寒问暖，关怀备至。宋弘非常感动。日子一长，两人建立了深厚的感情。宋弘伤好后，两人便结为夫妻。

后来宋弘跟随刘秀南征北战，屡立战功，终于帮刘秀夺回了天下。刘秀称帝后，皆大欢喜，只有一件事使他放心不下，那就是湖阳公主——他的姐姐。他的姐姐早年丧夫，整日闷闷不乐。刘秀多次派人给她提亲，说一个又一个，姐姐就是不满意。后来，刘秀得知：姐姐喜欢上了宋弘。他想，我是皇帝，这点事还不好办？再说，宋弘的妻子郑氏年龄大且不说，那模样和姐姐一比就差多了，便派人向宋弘提亲。谁知宋弘听后却说："臣闻贫贱之知不可忘，糟糠之妻不下堂。"来人将宋弘的话向刘秀禀报后，刘秀深为宋弘的为人所感动，不仅没有责怪他，反而对他更加看重。从那以后，"糟糠之妻不下堂"的故事便不胫而走。

当然，这里的"糟糠之妻"是指制作粗茶淡饭的妻子，引申为同甘共苦的结发妻子。实际上，"糟"是指陈年的粮食。比如陈年谷米，中医学称为陈仓米。粮食存放久了，其营养成分就减少了。但凡事都有其两面性。中医学认为：陈仓米的热性、能量不足，正好适合那些脾胃极其虚弱的人食用，特别是那些大吐、大汗以后，脱水伤阴的人，用陈仓米煎汤慢慢治疗，疗效再好不过了。另外，那些经过发酵的粮食也被称为"糟"。我们的古人善于变害为利，根据微生物的习性，让粮食发酵，酿造出我们需要的酒、醋、酱，这些经过发酵的粮食就称为"糟"。我们常用的中药神曲就是面粉加上药物发酵以后烘干制成的，经常和山楂、麦芽一起配伍使用，治疗饮食积滞。还有我们炒菜时喜欢放点调味品豆瓣酱或甜面酱，这样吃起来特别有味，要知道这些酱也是经过粮食发酵而制成的。除此之外，还有我们常吃的豆腐乳、臭豆腐等也是粮食发酵制成的。

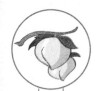

糠是什么呢？糠是稻、麦、谷子等粮食的子实所脱落的皮。现在的人都不吃糠了，整天吃的是精米精面，就像吃大白菜，非要把白菜外面宽大的叶子剥了又剥，直到露出里面又嫩又黄的白菜心一样，把粮食皮剥了又剥，唯恐不白不精。过去饥荒年代，穷人家的粮食不够吃，就连壳带米一块磨面吃。有的人家把粮食壳磨碎了留着，等到青黄不接时再掺到米面里吃。

就像"糟糠"泛指贫苦生活一样，"膏粱"则成了富贵生活的代名词。"膏粱"指精美的饮食，"膏"是动物油脂、肥肉。"粱"指精米、精面，也就是精加工的细粮。细粮的粗纤维含量低，淀粉、蛋白质含量较高。经过精加工以后，脱去了皮壳，磨细过筛，进一步去粗取精，剩下的就更加甘甜，有黏性，不会粗砾难以下咽，口感、色泽都好。在大多数穷苦老百姓只能吃糠咽菜的年代，膏粱自然就成了富裕的象征。

现在人们生活水平普遍提高了，以前只有过年、过节才能吃上的饭菜现在天天可以吃了，这还不算，精米精面再包上馅，再用油炸一下吃油糕，再加上鸡鸭鱼肉，同时为了刺激食欲，大量使用麻辣、辛香、鲜咸调料，如辣椒、鸡精、味精、花椒甚至大烟，可谓是真正达到了膏粱厚味的水平。水煮鱼、香辣蟹、麻辣烫算是集大成的几道菜。还有现代人吃的馒头、面包唯恐不白不筋道，闹得经营粮食的商贩们费尽心机，除了给粮食一层层剥皮以外，还添加漂白增白剂，蒸出的馒头还要用硫黄熏白。真是"食不厌精"到了极致。结果呢？正所谓"物极必反，泰极否来"，富贵病不请自来了。

《素问·生气通天论》说："膏粱之变，足生大丁，受如持虚"；又说："有病口甘者……名曰脾瘅……此肥美之所发也。"意思是说，如果无节制地摄食膏粱厚味，或过食甘甜食物，会发生疮痈疽及脾瘅一类病症。尤其是现代人，大鱼大肉、精米白面吃多了，许多病就来了，如咽喉发炎、脸上长痘痘、小便淋漓涩痛，包括高血压、高血脂、高血糖、脂肪肝等。中医学认为，凡养生者，就要避免过多食用油脂肥腻及过于甘甜的食物。

实际上，天地万物，本没有绝对的精华糟粕之分，如何取舍，就在于人的智慧。无论是偏爱精米精面，还是偏食粗茶淡饭，都是饮食的偏颇，久而久之，就会以食物的偏性影响人体的营养平衡，最终导致疾病。唐代伟大的医学家孙思邈发现，吃精米精面的人常常得脚气病，病人身体水肿，肌肉萎缩疼痛，腿脚痿软无力，他认为原因就在于饮食，于是他就用米糠和麦麸来治脚气病。现代医学研究也证明，人体缺乏维生素B_1就会患脚气病。谷类食物是我国大多数地区居民膳食维生素B_1的主要来源，而引起维生素B_1缺乏病的主要原因，就是长期食用研磨过分精细的精米精面。精米精面在加工时去掉了大量的米皮米胚，而维生素B_1恰恰在这些部分含量最多，摄入自然不足。再比如，过去吃不上肉味常年吃糠咽菜的穷苦人容易得一种怪病，病人在白天视力挺正常，可到了晚上，就像麻雀一样什么也看不见了，人们管这种病叫"雀盲症"，医学上叫夜盲症。现代医学已经证明，夜盲症是因为身体缺乏维生素A引起的，而动物肝脏里含有很多这种维生素，因此用动物的肝脏来治夜盲症，效果很好。

 ## 为什么吃的是白米饭却长成"黄脸婆"

《黄帝内经》所提倡的饮食就是饮食平衡杂食观。中医学饮食十分重视五味调和，饮食多样化，精细搭配，不可过分精细。若食物追求精细，便丧失了大量的营养物质。

我们知道，稻谷、麦子本身含有丰富的B族维生素和丰富的矿物质，但其在机械加工过程中，这些营养素大部分被破坏掉了。精米精面几乎不含纤维，吃进体内，很快被消化分解代谢，会让血糖急速升高，刺激胰岛素释放到血液里，然

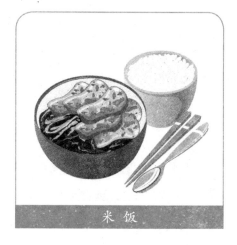

米饭

后血糖又很快降低，因此很快就又饿了。与精米精面一样，精制饼干、糖果等精制食品都能造成营养不均衡，使糖摄取过多，导致糖尿病等慢性病发生。因此，有人说："精米精面是一种慢性杀手，是另一种大家不知道的垃圾食品。"

精米精面是区别于糙米、全麦的，糙米、全麦的营养很丰富，但不易贮存，因此商家不愿意经营这些东西。如果说精米精面是死的，糙米、全麦则是活的。

机制碾米、磨面的历史也就100多年。全国人民天天吃米面也就是在20世纪80年代才开始的，在改革开放前，人们也吃米面，但是供应没有现在这么充足，很多时候是吃粗粮的，自上世纪80年代，现代富贵病大增，其中一个重要原因就是精米精面吃多了。

试看现实生活中，有些人不是精制大米不吃，不是富强粉馒头不买，饭白了，脸却黄了。有趣的是，正当我们主食由粗变精之际，发达国家却大踏步走上回头路——由细粮复归向粗粮。德国全麦面包销路大畅；在日本，烤红薯的香气又重新飘散在城市街头；新西兰"主食吃杂一些，配以豌豆、蚕豆等"已成为政府的号召；美国则把粗粮和蔬菜列为"食物指南金字塔"的基座。国际营养学界提出"饮食清淡、热量平

衡是长寿的关键"，与我国"粗茶淡饭，吃出铁汉"有异曲同工之妙。西方发达国家之所以转而强调主食吃粗，是从历史的经验教训中认识到的，主食过于粗细、单一，造成营养失衡是影响民众体质的重要原因。西方是在有了足够蛋白质的条件下才由粗向精过渡，而我们却在蛋白质摄入还不足时就将谷物中的许多营养素弃之不用，岂不更显失策？西方发达国家主食选择上的反复告诉我们，与其撞上"南墙"再"回头"，不如尽早改弦易辙。

 食养，喂养自己需要粗细搭配

"粗粮"是相对于稻米、小麦、白面等"细粮"而言的一种称呼，主要是指包括玉米、高粱、小米、荞麦、燕麦、莜麦、薯类及各种豆类等在内的产品。

天天都是白面米饭、山珍海味、大鱼大肉的人们是不是该清理一下自己的肠胃了呢？吃些粗粮可以使你的肠胃更健康，食欲更强。《黄帝内经》曰"五谷为养"，言外之意是粗细粮均有丰富的营养，搭配吃对健康有利。我们知道不同品种的粮食，其性味不同，营养价值也不尽相同。如在五谷之中，粳米味甘，芝麻味酸，大豆味咸，麦味苦，黄黍味辛。再比如：燕麦富含蛋白质；小米富含色氨酸、胡萝卜素；豆类富含优质蛋白质；高粱含脂肪酸高，还有丰富的铁；薯类含胡萝卜素和维生素C。

众多粗粮还具有不同的药性，如：玉米被公认为世界上的"黄金作物"，它的纤维素要比精米、精面粉高4～10倍。纤维素可加速肠部蠕动，可排除导致大肠癌的因子，降低胆固醇吸收，预防冠心病。绿豆味甘性寒，有利尿消肿、中和解毒和清凉解渴的作用；荞麦含有其他谷物所不具有的"叶绿素"和"芦丁"。荞麦中的维生素B_1、维生素B_2比小麦多2倍，烟酸是其3～4倍。荞麦中所含烟酸和芦丁都是治疗高血压的有效药物。经常食用荞麦对糖尿病也有一定疗效。

新鲜的糙米又比精米对健康更为有利，因粮食加工得越精，维生素、蛋白质、纤维素损失就越多。粗粮中的膳食纤维，虽然不能被人体消化利用，但能通肠化气，清理废物，促进食物残渣尽早排出体外。

粗粮还有减肥之功效，比如玉米，玉米中含有大量镁，镁可加强肠壁蠕动，促进机体废物的排泄，对于减肥非常有利。玉米须有利尿作用，也可用于减肥。我们可以把玉米须煮汤当茶饮，也可把玉米制作成玉米糕、玉米饼等食品。膨化后的玉米花体积很大，食后可消除人的饥饿感，但含热量非常低，是减肥的绿色食品。

专家指出，每周至少吃3次粗粮，那样才更有益于健康。粗粮细粮搭配吃尤其适合于处在生长发育阶段的儿童和体弱多病的老人。

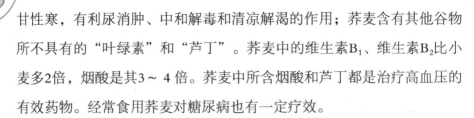

谨防越吃越糊涂，膏粱厚味宜节制

随着科学技术的突飞猛进，我们老百姓的生活发生了翻天覆地的变化。就拿饮食来说吧，过去只有皇上能天天吃到的美食，我们现在一般家庭每天甚至每顿都能吃到。就连皇帝以前没吃过的，我们今天也能吃到，如"麦当劳"、"肯德基"等。有的人家天天跟过新年似的，鸡鸭鱼肉样样有，糕点茶点样样全，真可谓过上了神仙般的日子。

但随着人们饮食结构的改变，肥胖症、高血压、糖尿病、高血脂、脂肪肝等越来越多的富贵病也应运而生了。比如，近些年来，我们走在大街上不难碰到"小胖墩儿"，小小年纪，肥头大耳，甚至也大腹便便，走路同鸭步。这种情况主要就是因为他们从小过食脂肪、蛋白质、甘甜类食物引起的，其中如糖果类、奶油蛋糕及其他类似制品以及冰激凌类食品，这些食品都是高热量的。如果身体活动不多，过多的脂肪以及糖类都会转化为脂肪类堆积在体内，使体重超过标准，形成肥胖症。说白了，这都是膏粱厚味食物惹的祸。

膏粱厚味，我们现在泛指食物中那些油脂油腻重的种类，尤以动物性脂肪、蛋白质厚腻丰富的食物，如肥猪肉、牛肉、羊肉等，以及以这些为材料而加工出来的副食品。老百姓经常讲："鱼生火，肉生痰"。就是鱼和肉本来都可以吃，但是一定要有节制，它只起到一定的补益作用，不能把它天天

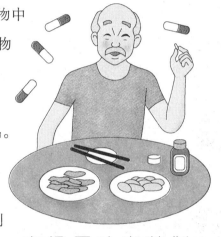

高粱厚味宜节制

当做粮食吃。我们再来看看中国的造字，很有意思，我们先看蔬菜的"蔬"，草字头，下面是个疏通的"疏"字，言外之意就是它有疏通气血的作用。再看荤菜的"荤"字，和"晕"字相通，言外之意就是越吃脑袋越糊涂。

《黄帝内经》上说："高粱之变，足生大丁。"什么叫"高粱之变"呢？就是你老吃那膏粱厚味，如果这些东西吃得太多了，你就该长"大丁（疔）"了，就是长疮了。糖尿病后期不都是那个溃疡吗？实质上这就是中国最早对糖尿病的记载。回想我国饥荒年代，比如20个世纪60年代至70年代初那段时期，中国有多少糖尿病、高血压病人？很少！那时候基本都是什么水肿病、营养不良。严格地讲，高血压、糖尿病、

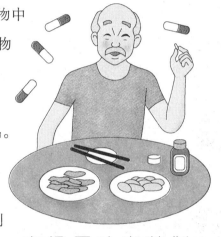

肥胖症在中国古代是富贵病，是财主和皇上才能得的病。而我们现在有很多人都得了。

故我们平时饮食要适量节制膏粱厚味食物，注意做到平衡饮食。要知道平衡膳食是健康的基础，怎样才能做到膳食平衡呢？主要是根据身体的营养需求，调整饮食结构，注意粮食、果蔬和动物性食物等几类食物之间的平衡。只有这样才能达到营养身体、预防疾病的目的。为了保证平衡膳食，应当养成不挑食、不偏食的良好饮食习惯。此外，一日三餐就餐时间的间隔要合适，每餐间隔4～6个小时，吃早饭要认真，午饭不过饱，晚饭要吃少，不要暴饮暴食，讲究饮食卫生。

第四节

细嚼慢咽讲"消化"

你是不是见到好吃的美味就走不动了，比如诱人的北京烤鸭、又香又脆的天津大麻花和闻名已久的狗不理包子，麦当劳、肯德基的炸鸡腿、汉堡包等，你可能连和老朋友——胃打一声招呼都没有，就狼吞虎咽地往它的仓库里塞东西了，最后吃得肚儿圆，撑得走都走不动了，要知道，胃肠可要生气了，因为它一时享受不了这么多的美食。为什么呢？这就要由"消化"来说话了。

 量变到质变，细细品味说"消化"

人一般在食欲不振、胃反酸、腹胀、腹泻或腹部不适时就说自己消化不好。但你了解消化的真实含义吗？其实，"消化"两字充分体现了一个由量变到质变的过程。为什么这么说呢？

"消"为形声字，发音同"小"，有逐渐减少，以至于不复存在的意思，它既可以表示有形的物体体积的减少，也可以表示无形的物质、能量、时间等的减少或消失。"消"字在《黄帝内经》中使用十分广泛，如"消"形容人体消瘦，《灵枢·五变》曰："热则消肌肤。"说的是肌肉和皮下脂肪减少。"消"形容无形的能量，即气的消耗，《素问·举痛论》曰："悲则气消。"意思是说人如果过度沉浸于悲伤的情绪中，会导致人体能量耗减。"消"形容脑髓、骨髓减少，《灵枢·决气》曰："液脱者，骨属屈伸不利，色夭，脑髓消，胫酸，耳数鸣。"

意思是说，过度发汗、失血、腹泻、遗精带下以至于丧失津液的人，关节间的润滑液也没有了，关节屈伸就不灵活，面色反而发红。因为脑髓是阴液的根源，丧失阴液最终会消耗脑髓、骨髓。病人会出现小腿酸、耳鸣的症状。"消"形容胃对食物的消解功能，《灵枢·经脉》曰："其有余于胃，则消谷善饥。"意思是说，若胃中气盛有余，就会使消化功能亢进，容易有饥饿感。

总之，"消"是一种物质的量减，即量变，消到了极点，就成了消失、消亡。但根据物质不灭、能量守恒的原理，量变发展到一定阶段就会导致质变，"化"即质变就开始了。

"化"就是转化的意思，即发生了质的变化，产生了新的物质。我们平时说的"化整为零"、"化险为夷"、"化干戈为玉帛"、"化腐朽为神奇"中的"化"字就是这个意思。

就消化来说，大块的馒头、成块的肉、鲜嫩的蔬菜、硬脆的水果经过我们口腔的咀嚼、胃的研磨，形成了乳糜，这就是消的过程，无论馒头消磨得再小，甚至成糊状，它还是馒头。只有当馒头经过酶的作用重新组合，变成人的机体组织的时候，这个过程才被称为"化"，这就是吃馒头长人肉了。即食物完成的从"消"到"化"的过程。

因此，从"消化"的字面意思来理解，就是食物从量变到质变的过程。

 ## 冷饮凉食，先冰牙齿再冰脾胃

给炎热的夏天"加块冰"是许多时尚男女的热衷选择，比如喝冰啤、吃冰粥，蔬菜、水果、海鲜全都扔到冰块里给"冰一冰、凉一凉"，然后入口，体会一种透心凉的惬意。可是，不是每一个人都能适应"冰"的感觉，也许你的一时痛快，会给自己的身体健康造成不良的后果。

脾胃虚寒的人，尤其是慢性胃炎、消化性溃疡、十二指肠炎、吸收不良综合征、溃疡性结肠炎常出现或伴有脾胃虚寒证的人，都不适合吃性质寒凉、易损伤脾胃阳气的食物，如荞麦、莜麦、绿豆、豆腐、菠菜、空心菜、茄子、黑木耳、金针菜、莴苣、冬瓜、芹菜、苋菜、茭白、黄瓜、苦瓜、西瓜、柿子、香蕉、枇杷、梨、桃子等。尤其是冷饮，或经过冰镇的食物。否则就会病情加重，出现胃痛或腹痛隐隐、空腹时痛甚、进食后痛减，泛吐清水，纳食不香，精神不振，倦怠乏力，手足发冷，大便稀溏，舌淡苔白，脉虚弱或迟缓等症。

脾胃虚寒的人应吃性温味甘辛，具有健脾补气、温暖肠胃及祛寒作用的食物，如籼米、羊肉、鸡肉、牛肚、猪肚、鲢鱼、草鱼、荔枝、辣椒、韭菜、茴香、芥菜、肉桂、干姜、生姜、花椒、胡椒、小茴香、白蔻、红糖等。

有些人对牛奶、鸡蛋、海鲜等寒性食物过敏，很大原因就是脾胃虚寒的缘故，但牛奶发酵以后，性质会变温。煮牛奶的时候加一些热性药物，比如干姜、荜茇，再喝牛奶就不会腹胀、腹痛、腹泻了。吃鸡蛋也是如此，有人吃煮鸡蛋过敏，可是吃煎鸡蛋就没事，用葱花、韭菜炒的鸡蛋就更没事了。外国人在煎鸡蛋时撒胡椒粉，也是一样的道理。

有些病人食欲不振，吃不下东西，有的则是食入即吐，有的是吃什么拉什么，那就是不消了。消且不能，更谈不上化了，有人也称之为"完谷不化"。这种情况一般是胃肠出了问题，尤以虚寒为多见。还有些病人，吃得很少，却呕心沥血，日夜操劳，处在虚性亢奋状态，如诸葛亮、雍正皇帝，他们属于能化不能消的人，只不过化的都是自身的精血，用来提前透支生命罢了，正所谓"春蚕到死丝方尽，蜡炬成灰泪始干"。

下面介绍三款有利于治疗脾胃虚寒的食疗方：

食疗方一：良姜香附蛋糕

【原料】高良姜6克，香附6克，鸡蛋5个，淀粉15克，葱花50克，花生油130毫升。

【做法】将高良姜、香附烘干研为极细末，鸡蛋打入碗内搅匀，入药末及葱花、淀粉，再加少许精盐、味精和适量的清水，搅匀，油入炒锅，烧至六成熟，改用小火，舀出油30毫升，倒入蛋浆，再倒入刚舀出的30毫升油在蛋浆上，盖好锅盖烘10分钟，换面再烘2分钟即成，当点心吃。

【功效】温中散寒，行气消胀。

食疗方二：大枣生姜汤

【原料】大枣500克，生姜120克。

【做法】将生姜洗净、切片，与大枣同煮至熟。每日服3次，每次用原汤炖热，吃大枣10余枚，姜1～2片，饭前、饭后吃均可。数次后煮枣汤渐甜，每次服此汤更好。

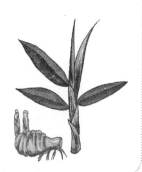

【功效】健脾温胃。

食疗方三：生姜羊肉粥

【原料】新鲜羊肉250克，大米100克，生姜15克，水适量。

【做法】将新鲜瘦肉切成薄小块，大米洗净，生姜去皮，切成姜丝。先将羊肉加清水放入沙锅内煮烂，再放入大米，以中火煮成粥，待好时放入姜丝再煮片刻，即可分次食用。

【功效】健脾温胃。

 食不欲急，吃得快是肥胖的通病

我们在电视上经常看到大胃王的比赛，在规定的时间里吃得最多的人获胜，其实这是再糟糕不过的比赛了，得奖的人也许目前还不是大胖子，但在不久的将来应该逃不过肥胖症的命运了。在我们认识的胖子中，"吃饭速度快"几乎是每一个胖子共通的毛病。但是在"肥胖是吸收太多热量"的肥胖理论下，"吃饭速度"从来没有被认定和肥胖有关，当然也就从来不是减肥的处方之一。

过度肥胖与吃饭速度太快和过多是很有关系的。有位英国人要求加入医疗保险时，曾经遭到拒绝。因为他当时健康状况太差。保险公司认为，给他保险无疑风险太大。他当时体重是90多千克，身高1.6米，并嗜酒，经常感到身体虚弱。他形容自己是"在迅速衰老之路上行进的40岁老人"。为此，他制定

第二章　字里藏食

073

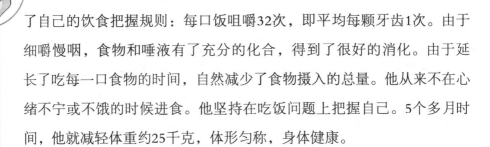

了自己的饮食把握规则：每口饭咀嚼32次，即平均每颗牙齿1次。由于细嚼慢咽，食物和唾液有了充分的化合，得到了很好的消化。由于延长了吃每一口食物的时间，自然减少了食物摄入的总量。他从来不在心绪不宁或不饿的时候进食。他坚持在吃饭问题上把握自己。5个多月时间，他就减轻体重约25千克，体形匀称，身体健康。

德国有一位男士叫莱那斯坦戚，在战争时期被关进集中营里，因为食物配给的很可怜，他经常吃不饱，加上做苦工和遭受百般刁难，他非常苦恼。有一天，他忽然想起其祖父曾经告诉他关于咀嚼的好处。于是他决定试试看。每当他获得一个又小又硬的面包时，莱那斯坦戚就先用欣赏及感恩的心态来看待他的午餐，然后一小片一小片地把面包撕下，又慢慢地放入口中，再把眼睛闭上，细细地咀嚼约100下，让口水混合着面包，再变成糊状，才慢慢地把它吞下，也很用心地去感觉面包的味道及口腔与脸部在咀嚼时的感受。这样的用心吃法，持续了1个星期后，莱那斯坦戚的精神状态竟然逐渐稳定下来，也不会再有饥肠辘辘的感受了。因为得以持续生命，他的人生观就此改变，觉得对未来充满希望。战争结束后，他重获自由，便开始学习长寿饮食法。可见细嚼慢咽对我们的身体是大有益处的。

而我们现代人吃饭的速度越来越快，大多数的食物都没嚼几口就进了肚子，"囫囵吞"成了典型现代人的饮食习惯。虽然"细嚼慢咽"就像"早睡早起"是大家从小就被教导的良好的健康饮食习惯，但是也像"早睡早起"一样的长期被大家所忽视。细嚼慢咽到底有什么好处呢？

首先我们来了解一下食物在我们人体内的转化过程：当食物进入人体之后，从口腔经咀嚼并且加入适量唾液初步的处理之后进入胃部，经胃酸的溶解再送入小肠，经胆汁和各种消化酶的分解之后，部分食物呈液体状态，部分仍是固体状态。其中液体的部分才能渗透进入小肠壁被小肠吸收，固体的部分则流向大肠，在大肠中身体进一步把剩下的液体吸收干净，固体的残渣就成了大便排出体外。

在消化食物的整个过程中，我们可以发现食物只有转化成液体状态才有机会被人体吸收，固体食物是不容易被身体吸收的。我们所吃的食物大多数是固体的，因此才需要咀嚼将之磨碎，嚼得越碎的食物到了小肠时成为液态的比例越高。另外，身体分泌的消化酶的充分与否，也决定了食物被吸收的比例。

而我们许多现代人"囫囵吞"式的饮食习惯，大部分食物都在很大颗粒的状态下就进了肚子，加上生活习惯不好和阻塞的经络使得消化酶的分泌不足。快速的饮食习惯，更使身体分泌消化酶的速度赶不上食物的供应。大多数的食物不是由于颗粒太大，就是由于消化酶的不足，而使食物到达小肠时成为液态的比例非常低。大多数食物仍然是块状的固体，这些固体的食物最终只能被当成大便排出体外。虽然吃了很多的食物，可是身体吸收到体内的比例很低。

宜细嚼慢咽

食物的吸收比例是一个容易被许多人忽视的问题，大多数人总以为吃进肚子里的食物都被身体所吸收了。实际状况是只有很小一部分被吸收了，大多数都成了排出去的大便。而食物被吸收的比例会随着咀嚼的结果和吃饭的速度而改变。咀嚼愈细消化酶愈充分，食物到达小肠时成为液态的比例就越大，被吸收的比例也愈高。细嚼慢咽和囫囵吞式的吃饭习惯，其食物的吸收比例有可能相差数倍之多。大多数没有被充分咀嚼的食物，

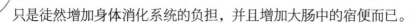
只是徒然增加身体消化系统的负担，并且增加大肠中的宿便而已。

　　人体需要的营养是那些被吸收的食物，因此如果食物的吸收比例越高，则吃进去的食物量就能减少。那些饭量越来越大的人，很大一部分都是囫囵吞式的吃饭习惯，大多数的食物只是到身体里空跑一遭而已。身体一直无法吸收到充足的营养，只好不断地提高食欲增大食量，并且越来越喜欢高热量的食物。

　　吃是为了健康生活，为了提高生命质量，因此，吃，一定要讲究科学方法。《医说》中记述说："食不欲急，急则损脾，法当熟嚼令细。"意思是说，吃饭时要细嚼慢咽，否则就会损伤脾胃。因此，吃饭时讲究细嚼慢咽，不仅是饮食文化的组成部分，也是养生的有效手段。

第五节

缺津少液论"干渴"

　　绿油油的庄稼，鲜艳美丽的花朵，参天的大树，如果缺少水分及营养的滋润，就会慢慢枯萎，甚至死掉；我们人体也是一样，如果缺少津液，缺少水分，我们就会感到咽干口渴，如果长期缺水，就会感到皮肤干燥、头昏耳鸣、关节屈伸不利、肠燥便秘等。"干渴"的滋味也许大家都经历过，但你了解导致干渴的真正原因吗？有人说，缺少水分呗，这还用问？其实不尽然，要了解干渴的真面目，还需要我们细细往下看。

 说干话渴："静心"也可以解渴

　　说到"干"，我们就会想到干旱，即长期不下雨，万物得不到滋润，没有一点生机，土地张着宽宽的大嘴，植物的叶子都卷起来的景象。"干"的近义词有"枯"、"涸"、"燥"。"枯"，形容植物脱水；"涸"，形容江河湖或小溪的水干了；"燥"是过度缺水、生火冒烟的意思。"干"与"湿"相对。我们人体的百分之七十都是水。津液枯竭，古人形容为干。津液为阴，干为阴虚，也就是津液不足。那么什么是津液呢？

　　简单来说，津液是人的机体一切正常水液的总称，包括各脏腑组织器官内的体液及其正常的分泌物，如胃液、肠液和鼻涕、眼泪等。津液也是构成人体和维持人体生命活动的基本物质。

　　津和液，同属于水液，都来源于饮食水谷，有赖于脾胃而生成，但在性状、功能及其分布部位等方面又有一定区别。一般地说，性质较清稀，流动性大，主要布散于体表皮肤、肌肉和孔窍，并能渗注于血脉，起滋润作用的，称为津，如人体出的汗；性质较稠厚，流动性小，灌注于骨节、脏腑、脑、髓等组织，起濡养作用的，称为液，如唾液、阴道黏液、精液、胃肠黏液、胆汁等。津和液之间可以相互转化，故常津液并称。

津液的生成、输布和排泄，是一个复杂的生理过程。如《素问·经脉别论》中说："饮入于胃，游溢精气，上输于脾，脾气散精，上归于肺，通调水道，下输膀胱，水精四布，五经并行。"意思是说，水液进入胃中以后，能够使津液散布开来并继续运行，水液自身则随着继续运行的津液而转输到脾脏之中；经过脾脏的运化，其精华物质又向上注入肺脏，进而发挥通调水道的作用，之后，往下输入膀胱。水液的精华散布全身，与五脏的经气一同运行而滋养四肢百骸。换一句话，就是说我们喝进体内的水，如果不经过六腑消化，就不会直接变成我们的津液，不经过五脏的吸收、封藏，津液就不会留在我们体内。这是对津液生成、输布和排泄过程的简明概括。

然而许多人以为渴了喝水就能变成体液，以为人体缺水了打吊瓶灌水就是补充体液。人不是容器，怎么会加什么就有什么。所饮之水如果低于我们的体温，特别是冰镇的水或饮料，首先要经过口腔、食管、胃的加温，这就要消耗我们体内的阳气，显然，对于胃气虚寒的人来讲，根本就接受不了，不是胃中绞痛，就是喝水即吐，最终腹泻了事。即使对于普通人来讲，水喝多了也不见得就是好事。喝水过多会导致胃肠平滑肌弛缓，积液存水，水走肠间，就会沥沥有声。

我们再来说"渴"。中医学认为，"渴"是心火，是人的一种主观感觉。有的渴与津液不足、身体干燥有关，有的则完全是由于情绪、情感得不到满足而产生。因为人在激动、烦躁、着急的时候总会觉得口干舌燥，咽喉发干，偶尔发生很正常，经常发生就是病态了。因此，心火过旺的人，一要适量饮水，二要静心。古代有咽唾养生法，就是治疗这种心浮气躁的好方法。

总之，"干渴"同我们前面介绍的"饥饿"相似。"干"字描述的是一种客观状态，即人体内缺乏津液，而"渴"表示的是一种主观愿望，是想喝水的感觉。

生活中，我们经常会碰到这样的人，有的人时常感到干渴，老是想喝水；有的人虽然口干，可又不想喝水；有的人虽然感觉不到干燥，可就想喝水，这究竟是为什么呢？中医学认为，这是人体津液不足引起的，导致津液不足的原因有多种，我们大致分为以下几种。

◎第一，摄水不足

有些人由于工作原因或不良的饮食习惯，一天都不怎么喝水，自然体内的津液就会不足。一般人以为喝凉水、冰水才解渴，尤其是炎热的夏天或特别渴的时候。实际上，干渴的时候喝热水，才会减轻胃肠的负担，才有利于水快速被消化、吸收，并转化为体液，从而滋养身体。而且，当你越渴的时候越要慢饮，就像品茶一样，要小口喝水，慢慢品味。而生活中我们有的人图口爽，喝水如牛饮，尤其是冰水，结果导致胃中存有大量的冷水，不是尿出去，就是存下来，无法变成体液。另外，喝水时尽量不喝淡水，因为淡水的副作用就是利尿，有句话说得好："淡水穿肠过，体液无处留"。这就是为什么要在吃东西的时候加入微量盐，在淡水中加入苦味的茶叶，其目的就是为了防止津液的流失。就补充体液而言，天然果汁、菜汁最容易被人体消化吸收，因为这些原汁原味的饮品酸碱度平衡，微量元素搭配合理。

◎第二，阳气过盛

阳气过盛有两方面的原因。一是由于外界环境的影响。比如有一天你没带伞，可走到半路突然刮起了大风，下起了大雨，被淋了个落汤鸡，回到家就发起了高烧，感冒了。《素问·阴阳应象大论》说："热胜则肿，燥胜则干。"意思是说，热邪太盛，就会使人体出现红肿；燥邪太盛，就会使人体干燥。《素问·热论》也说："伤寒一日，巨阳受之，故头项痛，腰脊强。二日，阳明受之。阳明主肉，其脉挟鼻，络于目，故身热目疼而鼻干，不得卧也。"意思是说，人体感受外邪，伤寒的第一天，太阳经首先受邪而发病。太阳主一身之表，所以出现头项疼痛、腰脊部强滞不适的症状。第二天邪气传于阳明而阳明发病，阳明主肌肉，它的经脉挟鼻而络于眼目，因此出现身体发热、眼睛疼痛、鼻孔干燥、不得安卧等症状。总之，外感六淫邪气中的火热或燥热邪气，就会耗伤津液，导致身体干燥。

另外，饮食不当和七情欲火也会产生内热，从而耗伤津液，导致干渴。比如，有人特别喜欢吃辣子，尤其是南方人，有句话说得好，叫"湖南人怕不辣，湖北人辣不怕，陕西人不怕辣"。至于麻辣，那是四川人、重庆人的特殊口味，一般北方人也不排斥。说到辣，不由得回想起一件事：那时还在上中学，一位同学周末回家后带来一罐辣椒酱，平时吃饭可以用来佐味。但那辣酱鲜红鲜红的本来就吸引人，还拌了香油，打开盖子来满屋子立刻洋溢着浓浓的又辣又甜的香气。大家本来只说尝一尝，可吃起来就一发不可收拾，你一勺我一勺越吃越香，没一会儿就把满满一罐抢了个精光。那位同学委屈地说：我妈打算让我吃半年的，没想到半小时就没了。而这次猛吃辣酱的后果就是我们几个人嗓子发痒、发干，嘴里也长了好几个大泡，痛得连吃饭都困难，进而开始便秘。《素问·痿论》说："脾气热，则胃干而渴，肌肉不仁，发为肉痿。"意思是说，体内脾胃过热，以至于细胞脱水，导致肌肉萎缩，麻木不仁。

◎第三，阴液不足

有的人经常会出现不干而渴的症状，喝完水后又感觉不舒服，也不解渴。这是为什么呢？这是由于人体内阳气衰微不能把进入体内的水分进一步转化，就会出现水饮痰湿留滞体内的状况，即阴液不足，进而成为新的致病因素。病人如果长期出现不干而渴的症状，其结果可想而知，这就如同在茫茫大海上漂流的人最终会渴死一样，体内虽然有水，但是是水毒，不是津液。阴液不足的人，需要进行饮食和药物调养，补充精髓，光喝水是没用的。阴液极度匮乏的，古人用大补阴煎，就是猪脊加上黄柏、知母炖服。一般人也可以炖骨头汤，敲骨吸髓，这对于补充体内的津液是十分有效的。

◎第四，阳气衰微

生活中不乏这样的人，嘴唇都干裂得流血、掉皮了，可就是感觉不到渴。有的人喝水不大一会儿就要小便，有的人饮水也不解渴，甚至越喝越渴，这是为什么呢？这都是由于人体阳气衰微，气化不利造成的。中医学认为，小肠有火热之性，能泌别清浊。膀胱是州督之官，蒸腾汽化，化生津液。《伤寒论》中记载有治疗水气病的五苓散、苓桂术甘汤、真武汤等温阳利水的方剂，就是针对这种病症设立的。这时就要越渴就要喝热水，越渴越要吃热性的药物。

◎第五，阴失封藏

比如剧烈体育运动或体力劳动以后我们会出大量的汗，小便次数太多都会伤津，呕吐、拉肚子就会伤液。因此，如果我们滥用发汗药或利尿药或外感风邪，都会导致腠理开泄，津液不足，甚至伤及阴血精液。《灵枢·营卫生会》说："夺血者无汗，夺汗者无血。"其意就是说，血汗同源，出血的人就不要再发汗，否则病情就会加重。有的人由于嗜食辛辣、香燥或饮食不节、不洁，或者滥用攻下、消导药物，会伤脾气，进而导致腹泻、呕吐，丧失津液；还有的人滥用阿司匹林预防血栓，但是产生的副作用也不可忽视，很多病人动不动就出汗，有的甚至会导致汗毛、头发脱落。

择食而吃，益津解渴各显神通

津液是维护我们人体健康的"功臣"，因此我们平时一定要注意利用饮食来补充体内的津液。有利于补充我们体内津液的食物有许多，如苹果、梨、草莓、猕猴桃、绿豆、李子、芒果、菠萝等，下面我们具体介绍几个例子。

◎第一，苹果

国外有句俗语叫"每天吃苹果，医生远离我"，中国人则常说"饭后吃苹果，老头赛小伙"。可见苹果的营养价值和医疗价值之高，难怪越来越多的人称苹果为"大夫第一药"。苹果深受爱美人士的喜欢，许多美国人把苹果作为瘦身的必备食品，每周要有一天只吃苹果，号称"苹果日"。

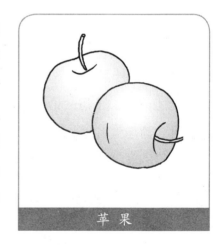

苹果

中医学认为苹果具有生津止渴、润肺除烦、健脾益胃、养心益气、润肠、解暑、醒酒等功效。

苹果中含有丰富的果酸，有消炎作用，可以杀死细菌和病毒，预防感冒和上呼吸道疾病，所以，苹果被称为"全方位的健康水果"或称为"全科医生"。现在空气污染比较严重，多吃苹果可改善呼吸系统和肺功能，保护肺部免受污染和烟尘的影响。

苹果中的维生素Ｃ是心血管的保护神、心脏病病人的健康元素。含有丰富的钾盐，可帮助排除体内多余的钠盐，有效地降低血压，防止动脉硬化，有益于肾病的治疗。

苹果中含有的人量维生素和苹果酸，能使积存于体内的脂肪分解，所以常食苹果可以有效地防止体态发胖。

苹果浓郁的香气对缓解压力十分有用，现有城市生活节奏十分紧张，人们压力很大，很多人都有不同程度的紧张、抑郁，只要拿起一个苹果闻上一闻，不良情绪就会有所缓解，同时还有提神醒脑之功。另外，孕妈妈每天吃个苹果还可以减轻孕期反应。

苹果营养丰富，非常适合婴幼儿、老人和病人食用。但由于苹果含有糖分较多，性凉，所以糖尿病病人以及心、肾功能较差以及腹痛腹泻的人应禁食。

苹果的营养很丰富。吃苹果时要细嚼慢咽，这样不仅有利于消化，更重要的是对减少人体疾病大有好处，而且不要在饭前吃水果，以免影响正常的进食及消化。

苹果中含有发酵糖类，是一种较强的腐蚀剂，容易引起龋病，所以吃了苹果后一定要漱口。

◎第二，梨

梨素有"百果之宗"之美称，在果品中地位很重要，适应性比苹果还要广泛。梨一般外皮为青色或花色、黄色、白色等，肉质白色。因其鲜嫩多汁，酸甜可口，所以又有"天然矿泉水"之称。

中医学认为，梨性味甘寒，具有生津润燥、清热化痰、降火退热等功效，适用于热病伤津烦渴、消渴症、热咳、痰热惊狂、噎膈、口渴失音、眼赤肿痛、消化不良等症。

梨是水果中的佳品，也是治病的良药。患高血压、心脏病、肝炎、肝硬化的病人，经常吃些梨大有益处；能促进食欲，帮助消化，并有利尿通便和解热作用，可用于高热时补充水分和营养。煮熟的梨有助于肾脏排泄尿酸和预防痛风、风湿病和关节炎。梨具有润燥消风、醒酒解毒等功效，在秋季气候干燥时，人们常感到皮肤瘙痒、口鼻干燥，有时干咳少

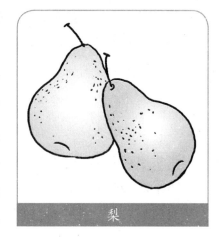

梨

痰，每天吃一两个梨可缓解秋燥，有益健康。此外，梨可清喉降火，故播音、演唱人员宜经常食用煮好的熟梨，能增加口中的津液，起到保养嗓子的作用。

由于梨性凉，患有脾胃虚寒、腹泻、慢性肠炎、寒痰咳嗽、糖尿病、消化不良以及产后妇女不宜食用。而且，由于梨性寒，所以一次不要吃得过多，以免伤脾。脾胃虚寒、发热的病人不要吃生梨，可以把梨切块煮水食用。

◎第三，草莓

草莓果实艳丽，柔软多汁，酸甜适口，营养丰富，含有多种营养成分，素有"果中皇后"的美称，是水果中难得的色、香、味俱佳者。吃一口草莓，酸酸甜甜的，特别爽口。

中医学认为，草莓性平，味酸、甘。具有生津止渴、清暑解热、健脾和胃、滋养补血、利尿止泻之效。适用于干咳无痰、烦热干渴、积食腹胀、小便浊痛、醉酒等病症。

近年来医学研究发现，草莓有益心健脑的独特功效，特别是对于防治冠心病、脑出血及动脉粥样硬化等病症有很大作用。研究表明，草莓有

抗癌的功效，从草莓的根、叶、果实中提取的含有较高抗癌活性的鞣花酸，能有效地保护人体组织免受致癌物质的侵害，从而在一定程度上减少癌症的发生。草莓中所含的胡萝卜素是合成维生素A的重要物质，具有养肝明目作用。它还含有果胶和丰富的膳食纤维，可以帮助消化、通畅大便，草莓对脾胃虚弱

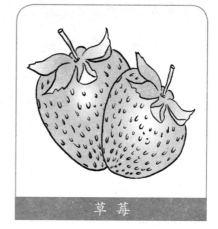

草　莓

和贫血的病人均有一定的滋补调理作用。此外，草莓还可以预防坏血病的发生。据研究，女性常吃草莓，对皮肤、头发均有保健作用，故美国把草莓列入十大美容食品。草莓还可以减肥，因为它含有一种叫天冬氨酸的物质，可以自然而平缓地除去体内的"矿渣"。

草莓一般人都可以食用，但草莓性偏凉，脾胃虚弱、肺寒腹泻者应忌食。另外，由于草莓含较多的草酸钙，患有尿路结石和肾功能不好的人也不宜多吃，因为过多食用会加重病人病情。草莓表面粗糙，不易洗净。用淡盐水浸泡10分钟既能杀菌又较易清洗。注意不要购买那些色泽不均，或红黄不均、口感无味的草莓，以提防催熟的产品。

◎第四，猕猴桃

猕猴桃是我国的一种特产，因此又称为中华猕猴桃。其形体大小如鸡蛋，外皮绒毛丛生，果肉青绿似翡翠，清香多汁，酸甜可口。它的维生素C的含量很高，一颗猕猴桃所含的维生素C是人日需求量的2倍还多，被誉为"维C之王"，猕猴桃是维生素缺乏者的首选水果。猕猴桃营养均衡全面，还含有良好的可溶性膳食纤维，被誉为"水果金矿"。

中医学认为，猕猴桃味甘、酸，性寒。具有生津润燥、调中下气、

解热除烦、散瘀利尿之功效。适用于烦热、消渴、食欲不振、呕吐、黄疸、痔疮等病症。

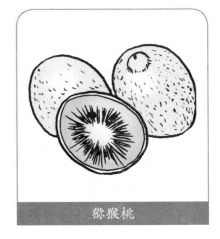

猕猴桃

常吃烧烤食物能使发生癌症的概率升高，这是因为烧烤食物在体内会发生硝化反应，产生出致癌物质。而猕猴桃中富含的维生素C作为一种抗氧化剂，能够有效地阻止体内的这种硝化反应，发挥抗癌作用。

研究表明，多食用猕猴桃可以增强肌肉和血管壁的弹性、韧性，促进胆固醇加速转化为胆酸，降低血中胆固醇及三酰甘油，抑制胆固醇在动脉内壁的沉积，对高血压、动脉血管硬化、冠心病等均具防治效果。

猕猴桃中含有的血清促进素具有稳定情绪、镇静心情的作用，它增强了一种大脑神经传递物质的功能。另外它所含的天然肌醇，有助于脑部活动，因此能帮助忧郁之人走出情绪低谷。

猕猴桃中有良好的膳食纤维，它不仅能降低胆固醇，促进心脏健康，还含有猕猴桃碱和多种蛋白酶，具有开胃健脾、帮助消化、防止便秘的功效。此外，猕猴桃还能乌发美容，日本人称其为"美容果"。

一般人都可以吃猕猴桃。情绪不振、常吃烧烤类食物、经常便秘的人宜吃猕猴桃。但要注意，脾胃虚寒、尿频、月经过多者应忌食。食用猕猴桃前后，不要喝牛奶或吃其他乳制品。由于猕猴桃中维生素C含量颇高，易与奶制品中的蛋白质凝结成块，不但影响消化吸收，还会使人出现腹胀、腹痛、腹泻等症状。

◎第五，绿豆

在酷热的夏季，人们常常用它来熬成绿豆粥以消暑解渴。因此，它不仅有良好的食用价值，还具有非常好的药用价值，有"济世之良谷"的美称。

中医学认为，绿豆，味甘，性寒，有生津止渴、清热解毒、祛暑除烦、利水消肿、养肤养颜之功效，适用于暑热烦渴、湿热泄泻、水肿腹胀、疮疡肿毒、痄腮等病症。

夏季受热中暑或在高温环境工作的人出汗多，水分损失很大，钾的流失量多，体内的电解质平衡遭到破坏，人体会出现咽喉肿痛、大便干结、心烦躁渴症。用绿豆煮汤来补充是最理想的方法，能够清暑益气、止渴利尿，不仅能补充水分，而且还能及时补充无机盐，对维持水、电解质平衡有着重要意义。

绿豆还有解毒作用。如发生有机磷农药中毒、铅中毒、酒精中毒及鱼虾等各种食物中毒的情况，可用绿豆加甘草、藿香一同煎服，可以缓解中毒者的症状，争取抢救时间。

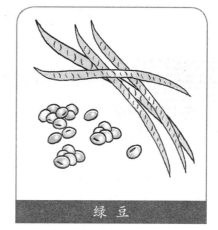
绿豆

绿豆中的钙、磷等可以补充营养，增强体力。

绿豆不宜煮得过烂，以免使有机酸和维生素遭到破坏，降低清热解毒功效。绿豆中的赖氨酸含量较高，比大米和小米多出数倍，因此将绿豆与大米、小米配合食用，可使氨基酸互补，有利于人体的健康。

绿豆性属寒凉，脾胃虚弱易泄的人不宜多吃。服药特别是服温补药时不要吃绿豆食品，以免降低药效。

第三章
五食补益

中国有句老话，叫"民以食为天"。可见，"吃饭"这事有多大。如今，人们生活水平提高了，但"米袋子"、"菜篮子"仍是摆在各级政府面前的一件大事。同样是"吃"，却各有不同。以前是怎样吃饱，现在是如何吃好。《黄帝内经》早在两千多年前就指出了养、助、益、充的膳食指南，即"五谷为养，五果为助，五畜为益，五菜为充，气味和而服之，以补精益气"。

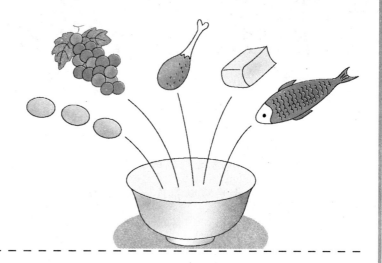

第一节

五谷为养：安谷昌绝谷亡

　　"民以食为天"，因此吃是生命活动的表现，是健康长寿的保证。在远古时代，人们最初是以行虫走兽等动物为食，后来发现只吃动物食物难以满足人体的需要，于是开始寻求植物类食品。古文记载："行虫走兽难以养民，乃求可食之物，尝百草之食，察酸苦之滋味，教民食五谷。"俗话说"安谷则昌，绝谷则危"，可见五谷与人的生命息息相关，在饮食中占有十分重要的地位。

 漫话"神农尝百草"而得五谷

　　说到"五谷"，我们不禁会想起一个远古神话——神农尝百草。

　　那是一个"茹毛饮血"的时代。五谷和杂草长在一起，药物和百花开在一起，哪些粮食可以吃，哪些草药可以治病，谁也分不清。黎民百姓靠打猎过日子，天上的飞禽越打越少，地下的走兽越打越稀，人们就只好饿肚子。谁要生疮害病，无医无药，不死也要脱层皮。

　　老百姓的疾苦，神农氏瞧在眼里，疼在心头。怎样给百姓充饥？怎样为百姓治病？神农苦苦想了三天三夜，终于想出了一个办法。第四天，他带着一批臣民，从家乡随州历山出发，向西北大山走去。他们走哇，走哇，腿走肿了、起茧了，还是不停地走，整整走了七七四十九天，来到一个地方。只见高山一峰接一峰，峡谷一条连一条，山上长满奇花异草，大老远就闻到了香气。神农他们正往前走，突然从峡谷窜出来一群狼虫虎豹，把他们团团围住。神农马上让臣民们挥鞭，向野兽们打去。打走一批，又拥来一批，一直打了七天七夜，才把野兽都赶跑了。那些虎豹蟒蛇身上被神鞭抽出一条条、一块块伤痕。后来变成了皮上的斑纹。这时，臣民们说这里太险恶，劝神农回去。神农摇摇头说："不能回！黎民百姓饿了没吃的，病了没医的，我们怎么能回去呢！"他说着领头进了峡谷，来到一座茫茫大山脚下。

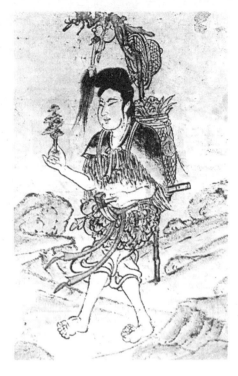

这山半截插在云彩里，四面是刀切崖，崖上挂着瀑布，长着青苔，溜光水滑，看来没有登天的梯子是上不去的。臣民们又劝他算了吧，还是趁早回去。神农摇摇头："不能回！黎民百姓饿了没吃的，病了没医的，我们怎么能回去呢？"他站在一个小山峰上，对着高山，苦苦思索，绞尽脑汁想办法。后来，人们就把他站的这座小山峰叫"望农亭"。然后，他看见几只金丝猴，顺着高悬的古藤和横倒在崖腰的朽木爬过来。神农灵机一动，有了！他当下把臣民们喊来，叫他们砍木杆，割藤条，靠着山崖搭成架子，一天搭上一层，从春天搭到夏天，从秋天搭到冬天，不管刮风下雨，还是飞雪结冰，从来不停工。整整搭了一年，搭了三百六十层，才搭到山顶。传说，后来人们盖楼房用的脚手架，就是学习神农的办法。

神农带着臣民，攀登木架，上到了山顶。山上真是花草的世界，红的、绿的、白的、黄的，各色各样，密密丛丛。神农高兴极了，他叫臣民们防着狼虫虎豹，而他亲自去摘花草，放嘴里尝。为了在这里尝百草，为老百姓找吃的，找医药，神农就叫臣民在山上栽了几排冷杉，当作城墙来防野兽。后来，人们就把神农住的地方叫"木城"。

白天，他领着臣民到山上尝百草，晚上，他叫臣民生起篝火，趁着火光把它详细记载下来：哪些草是苦的，哪些是热的，哪些是凉的，哪些能充饥，哪些能医病，都写得清清楚楚。有一次，他把一棵草放到嘴里一尝，霎时天旋地转，一头栽倒了。臣民们慌忙扶他坐起，他明白自己中毒了，可是已经不会说话了，只好用最后一点力气，指着面前一颗红亮亮的灵芝草，又指指自己的嘴巴，臣民们慌忙把那红灵芝弄碎，放到他嘴里。神农吃了灵芝草，毒气解了，头也不昏了，还会说话了。从此，人们都说是灵芝草能起死回生。臣民们担心他这样尝草太危险了，都劝他还是下山回去。他又摇摇头说："不能回！黎民百姓饿了没吃的，病了没医的，我们怎么能回去呢？"说罢，他又接着尝百草。

他尝完一山花草，又到另一山去尝，还是用木杆搭架的办法，攀登上去。一直尝了七七四十九天，踏遍了这里的山山岭岭。他尝出了麦、稻、谷子、高粱等能充饥，就叫臣民把种子带回去，让黎民百姓种植，这就是后来的"五谷"。

"五谷为养"中的"五谷"是指粳米、小豆、麦子、大豆、黄黍等谷物。所谓"五谷为养"，是指以五谷为维持生命机体的基本食物或基本营养。《周礼》上的五谷，是指黍、稷、菽、麦、稻。黍指玉米，也包括黄米，稷指小米，菽指豆类。如今，"五谷"已泛指各种主食食粮，一般统称为粮食作物，或者称为"五谷杂粮"，包括谷类（如水稻、小麦、玉米等），豆类（如大豆、蚕豆、豌豆、红豆等），薯类（如红薯、马铃薯）以及其他杂粮。

五谷含的营养成分主要是糖类（碳水化合物），其次是植物蛋白质，脂肪含量不高。我国人民的饮食习惯是依靠糖作为热量来源，生长修补则用蛋白质。古人把豆类作为五谷是符合现代营养学观点的，因谷类蛋白质缺乏赖氨酸，豆类蛋白质缺少甲硫氨酸，只有一起食用，才能起到蛋白质的相互补益作用。

"为养"是主张人们杂食五谷，粗细搭配。如：吃大米、白面时配些玉米、甘薯、黄豆等粗粮，不仅可以获得全面营养，还可提高食物的利用率。大米与玉米搭配就是一个很好的例子。大米不含维生素A，而玉米维生素A含量丰富，大米中的蛋白质含有色氨酸，赖氨酸少，而玉米中的蛋白质几乎不含色氨酸，但含有赖氨酸（赖氨酸、色氨酸，均为人体必需）。大米与玉米搭配使用就可使蛋白质互相补充，使人体获得的维生素和必需氨基酸更加全面，还能提高蛋白质的利用率，若单独食用大米其中蛋白质只能利用58%，如果将2/3的大米和1/3的玉米混合使用，则能使蛋白质可提高到71%（这样利用率就提高了13%），这在我国民间叫：金裹银。这样色泽黄白相映，气味芬芳扑鼻，既能增进食欲，又全面提高了营养价值。

总而言之，"五谷为养"就是强调饮食要精细搭配，杂食五谷。

 ## 小米，吃"种子"之食旺盛生命

五谷中最好的是什么呢？是小米。在中国古代，小米被称做"稷"，江山社稷的"稷"字，国家的代称叫做社稷，社是什么呢？社就是我们对祖先表示的一种祭祀。"社稷"的意思就是我们祖先用最好的粮食来供奉祖先。可见小米在古代是十分受推崇的。

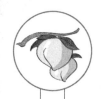

小米就是我们常说的粟，它有着顽强的生命力。一碗小米种在地上是一大片，每一粒小米就是一颗生命，在任何贫瘠的土地上几乎都能生长，你只要撒下去它就能长起来，真可谓是给点阳光就灿烂，而别的粮食作物就不一定能像它那样坚强地活下来。因此，小米所具有的生命力和别的粮食作物是不一样的。

对人来讲，小米也是补益佳品。就拿抗日战争时期来说吧，我们的八路军伤员养伤靠的就是小米汤；从古至今，女性生完孩子，大多要喝小米粥，这是因为小米粥有着极好的补益作用。当女性生完孩子以后，体质是虚弱的，老中医学说"糜粥自养"，其实就是指的小米粥。所以在五谷杂粮中，有的中医学认为，小米是最具生命力的。

有一点要注意，我们在熬小米粥时，千万别把上面那层粥油撇掉。粥油就是上面那层皮，是小米最精华的部分，主要作用是益气健脾。小孩脾胃生发力最弱，常常会腹泻，喝了粥油以后，很快就会好了。

另外，我们要知道，和吃新鲜的蔬菜、水果一样，我们也要选择吃新鲜的小米。因为新鲜的五谷杂粮才具有最旺盛的生命力，其营养成分也最丰富。因此在我们吃饭的时候，一定要尽量吃新鲜的小米。与新鲜粮食相比，那些陈年烂谷子的营养成分已大大减少，但比较适合那些脾胃比较虚弱的人。因此，如果有条件的话，不妨在新的粮食下来的时候，买点新鲜的小米。

吃五谷杂粮饭，喝五谷杂粮酒

谈到养生，不能不说五谷杂粮。人离不开五谷杂粮，精米细面吃刁了胃口的现代人，目光又渐渐投向了五谷杂粮。大米、玉米、小米、麦子……每一粒果实都是由一颗被层层包裹起来的种子构成，这一层包裹着的皮含有丰富的蛋白质，B族维生素和矿物质，胚芽则含有丰富的脂肪酸和蛋白质，因此，相对而言，比精制的米面更有营养，除此之外，五谷杂粮还能为我们的身体提供特别的医疗作用。比如：

小米：性甘微寒，有健脾、除湿、安神等功效。

玉米：世界公认的"黄金作物"。纤维素比精米、精面粉高4～10倍。纤维素可加速肠部蠕动，排除大肠癌的因子，降低胆固醇吸收，预防冠心病。玉米还能吸收人体的一部分葡萄糖，对糖尿病有缓解作用。

小麦：含有钙、磷、铁及帮助消化的淀粉酶、麦芽糖酶等，还含有丰富的维生素E，是保护人体血液、心脏、神经等正常功能的必需营养品，另外常吃小麦还可增强记忆、养心安神。

大豆：性味甘平，有健脾宽中、润燥消水的效用，可辅助治疗疳积泻痢、腹胀瘦弱、妊娠中毒、疮痛肿毒、外伤出血等症。

绿豆：味甘性寒，有利尿消肿、中和解毒和清凉解渴的作用。

豇豆：性味甘平，有健脾、利湿、清热、解毒、止血、消渴的功效。中医学用豇豆作为肾病的食疗品，能补五脏、益气和中、调养经脉。

莜麦：蛋白质比大米、面粉高1.6至2.2倍，脂肪则多2至2.5倍，而且莜麦脂肪成分中的亚油酸含量较多，易被人体吸收，有降低人体血液中胆固醇的作用。莜麦含糖成分少，是糖尿病病人的理想食品。

大麦：其性滑腻，故常与粳米同食，也可磨粉制糕作面食用，还可煮茶饮服，亦可酿造啤酒，大麦淀粉含量略低于大米、小麦，而蛋白质、钙、B族维生素等远高于大米，有健脾开胃的功效，大麦芽味甘，可消食、下气、回乳。因其性凉，故身体虚寒者应少食或不食。

荞麦：荞麦含有其他谷物所不具有的"叶绿素"和"芦丁"，其维生素B_1、维生素B_2比小麦多2倍、烟酸多3至4倍。荞麦中所含烟酸和芦丁都是治疗高血压的药物。经常食用荞麦对糖尿病也有一定的疗效，荞麦外用还可治疗毒疮肿痛等。

据《周礼》记载，当时宫廷食医——营养师为皇上配餐就以六食（稻、黍、稷、粱、麦、瓜）为主，注重保健养生，合理搭配营养。五谷杂粮有益健康，这一常识在古代的酿酒中也得到了充分应用，其中最知名的就是五粮液的"陈氏秘方"，即用大米、高粱、小麦、糯米、玉米等5种粮食酿酒，酿出的酒不仅在品质上达到极致，更符合营养学的原理。专家为此提出这样的口号："吃五谷杂粮饭，喝五谷杂粮酒。"

五粮液酒是实实在在的粮食酒。原料中的高粱、大米、糯米、小麦和玉米5种粮食能够提供给我们植物蛋白质，镁、钾、磷、铁等元素，以及B族维生素，都是健康不可或缺的元素。之所以如此推崇谷物，是因为PNNS（国家食品健康计划）认为中国的饮食中严重匮乏复合碳水化合物，而在简单碳水化合物和脂肪方面却是含量过盛。谷物有益于我们的食物平衡，可以缓慢消化将葡萄糖传送到我们需要碳水化合物的各个器官，如大脑、肌肉等。

经过多年演变和探索，五粮液原料的5种粮食的配比是：大米22%，高粱36%，小麦16%，糯米28%，玉米8%。在中国疾病控制中心营养与食品安全研究所，专家们介绍说，人体内小环境的和谐是健康、养生的需要。大自然的造化和五粮液的酿造技术，将五谷杂粮的精华转化为玉液琼浆。五粮液中多种微量元素的比例，和五谷杂粮中微量元素的比例十分吻合。五粮液能够营造出适合人体健康需要的"小环境"。

而"陈氏秘方"利用养生学的原理，将五谷杂粮的保健作用进行"中庸调和"：大米味甘性平，含有丰富的B族维生素，具有补中益气、健脾和胃的作用；高粱味甘性温，富含铁和蛋白质，有健脾益胃的功用；小麦味甘，性平微寒、有健脾益肾、养心安神的功效；糯米含有钙、磷、铁、B族维生素等，有补虚、补血、止汗、健脾暖胃的作用；玉米味甘性平，含有丰富的膳食纤维，具有健脾利湿、开胃益智、宁心活血的作用。

在生活节奏如此之快、生活压力巨大的现代社会，人们开始逐渐意识到健康的重要性。绿色的、健康的成为人们选择食品的重要因素，也成为整个社会的流行趋势。养生之道，不是漫天飞舞的保健品，不是云山雾罩的空谈。而且一杯五谷杂粮融合而成的五粮液，"为人处世"不能形容平常心，养生之道，尽在其中。

第二节

五畜为益：畜肉养生之道

《素问·藏气法时论》上说："五畜为益"。"五畜"是指猪、牛、羊、狗、鸡，现在泛指畜禽、鱼、蛋、奶之类的动物性食物。"益"是增补之意，可补充增进主食的不足。历代养生学家和营养家都强调五畜为"血肉有情之品，最为补人"，能滋养人体精血。

 被骂的猪为何成六畜之首

猪象征着圆满，象征着丰润。猪里面最有代表性的光辉形象就是猪八戒，在《西游记》中被造化成一个憨态可掬、语言幽默、妙趣横生、好吃懒做、爱占小便宜色大胆小却又忠心耿耿的

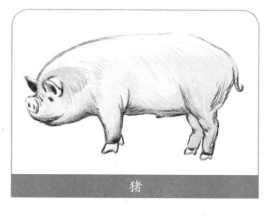

猪

出家英雄。平时袒胸露怀，但却大大方方，尽显好汉之雄浑本色。

其实，"西游记"里的猪八戒是拟人化的猪，又是拟猪化的人。人有猪的情结，猪也有人的好恶，几千年来，展示了琐琐碎碎的人与猪的情感诗篇。

大清雍正皇帝把篡位夺权的八弟骂为"阿齐那"，就是满语"猪"

的意思。从此猪也被打上了政治烙印，得胜者"虎气龙威"，失败者则"猪狗不如"。

"人怕出名猪怕壮"。表示猪养尊处优，绝没有好下场，因为一旦肥壮就被宰杀。所以有时名声远扬常给人带来烦恼。

"没吃过猪肉，还没见过猪跑"，启迪了人们的逻辑思维。

"猪八戒照镜子——里外不是人"。也成了经常碰到的生活"礼遇"。

"肘子肉"、"五花肉"、"里脊"、"口条"等，已经是不用再冠以猪名的美食了。

唐僧给猪八戒起了一个法号——悟能。意思是附在人间，努力感悟人的能量、能力和能耐。而他没想到，人们却从猪身上感悟到更多，受益的更多。

猪肉是人们最经常食用的肉类，是目前人们餐桌上重要的动物性食品之一。因为猪肉肉纤维较为细软，结缔组织较少，肌肉组织中含有较多的肌间脂肪，因此，经过烹调加工后肉味特别鲜美。猪肉是人体获得脂肪和热量的重要途径之一，可以为人们提供足够的营养。瘦肉一般集中在臀部、脊部和颈下部，肥肉一般集中在皮下。一般人食用时应该肥瘦搭配，这样营养比较均衡。

中医学认为，猪肉性平味甘咸，稍带微寒。有补中益气、丰肌体、生津液、润肠胃、强身健体的功效，适宜阴虚不足和营养不良的人食用。

猪肉为人类提供热量和脂肪，维护优质蛋白质的正常代谢。猪肉还可以促进维生素的吸收和利用，获得丰富的卵磷脂和胆固醇，促进青少年的发育，使人精力充沛，不易疲劳，增强抵抗疾病的能力。猪肉可提供血红素铁（有机铁）和促进铁吸收的半胱氨酸，能改善缺铁性贫血。

一般人均可食用猪肉，但有心脑血管病、糖尿病病人和希望减肥的人应该节制食用猪肉。另外，新鲜猪肉有光泽，呈淡红色，稍湿润，肉汗透明，肉质紧密，富有弹性，还有一种特殊的鲜味，没有酸气和腐臭气。对于没有验盖检疫验讫章的猪肉，一般不要轻易购买。这里需要注意的是，食用猪肉后不宜大量饮茶，否则不但易造成便秘，而且还增加了有毒物质和致癌物质的吸收，影响健康。服药时如含有巴豆，也应忌食猪肉。

 ## 温中壮阳大话羊肉

在寒风肆虐的冬季，保暖成了生活中的一件大事。除了穿上厚厚的棉衣，许多人往往还忘不了要去吃一些美食暖身。在北方，有一样东西是百吃不厌的，尤其是在冬季，那就是"涮羊肉"。提起"涮羊肉"，几乎尽人皆知。因为这道佳肴吃法简便、味道鲜美，所以深受人们的欢迎。关于涮羊肉还有一个美丽的传说呢。

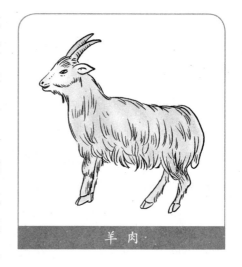

羊 肉

据说涮羊肉起源于我国元代。有一年元世祖忽必烈统帅大军南下远征。一天，人困马乏，饥肠辘辘，他突然想起家乡的菜肴——清炖羊肉，便吩咐部下宰羊烧火。正当伙夫宰羊割肉时，探马飞奔进帐，报告敌军逼近。饥饿难耐的忽必烈一心等着吃羊肉，他一面下令部队开拔一面喊："羊肉！羊肉！"厨师知道他性情暴躁，于是急中生智，飞刀切下10多片薄肉，放在沸水里搅拌几下，待肉色一变，马上捞入碗中，撒下细盐。忽必烈连吃几碗翻身上马率军迎敌，结果旗开得胜。

在举办庆功宴时，元世祖特别点了那道羊肉片。厨师选了绵羊嫩肉，切成薄片，再配上各种佐料，将帅们吃后赞不绝口。厨师忙迎上前说："此菜尚无名称，请帅爷赐名。"忽必烈笑答："我看就叫"涮羊肉"吧！"从此，"涮羊肉"就成了宫廷佳肴。

另外，还有一种说法，认为涮羊肉又叫"羊肉火锅"，始于清初。在18世纪，康熙、乾隆二帝举办过几次规模宏大的"千叟宴"，其中就有羊肉火锅。后流传至市肆，由清真馆经营。据说，直到光绪年间，北京"东来顺"羊肉馆的老掌柜买通了太监，从宫中偷出了"涮羊肉"的佐料配方，才使这道美食传至民间，得以在都市名菜馆中出售，为普通百姓享用。

中医学认为，羊肉味道甘而不腻，有益气补虚、开胃健脾、温中暖下、补肾壮阳、生肌健力等功效，所以冬天吃羊肉，既能抵御风寒，又可滋补身体，可谓是一举两得！羊肉的做法很多，据古籍记载，元代就有10余种。到了现代，如果按照类别划分，则主要有蒸、煮、煎、炒、熏、炖、煨、涮、拌、炸等。

就拿羊肉泡馍来说吧，羊肉泡馍是西安有名的清真小吃。羊肉泡馍的吃法是有一定讲究的，先将面饼掰成小块，越小越好。将掰好的馍放到大碗里，端到厨房，厨师将熟羊肉切成片放在馍上，再配以粉丝、豆腐干、木耳等配料，放在肉汤锅中加热，以馍的大小和多少定汤，使原汤入馍。馍泡热后，再加上糖蒜、辣酱、香菜，便开始慢慢吃，吃时不宜用筷子在碗中乱搅。馍叫托托馍，是九成面粉一成酵面烙成的100

克重的馍。这种馍入汤不散，吃起来口味香浓，且耐泡。羊肉泡馍不仅吃起来可口，而且营养丰富。烹调羊肉时应少用辣椒、胡椒、生姜、丁香、小茴香等辛温燥热的调味品；可以放点莲心，它有清心泻火的作用。

羊肉含有丰富的钙和铁，所以对于肺部疾病如肺结核、气管炎、哮喘等疾病以及贫血、久病体弱、阳痿早泄、营养不良等大有裨益。一般人都可以食用羊肉，尤其适用于体虚胃寒者。但羊肉性热，有上火症状以及肝炎、高血压、急性肠炎等病人不宜食用。

养生专家认为：夏秋季节气候热燥，不宜吃羊肉；羊肉内易藏匿旋毛虫等细菌，它们不宜被杀死，吃后可能引起四肢无力、昏迷不醒等症状，所以食用时一定要炒透烧熟，特别是在涮羊肉时一定要注意；羊肉食后容易动气生热，所以不可与南瓜、何首乌、半夏、石菖蒲同食，否则会壅气发病；羊肉不可烧糊烤焦，否则不仅肉老不新鲜，而且还会产生致癌物质；许多人吃羊肉时喜欢配食醋作为调味品，吃起来更加爽口，其实是不合理的。因为羊肉性热，功能是益气补虚；而醋中含蛋白质、糖、维生素、醋酸及多种有机酸，性温，宜与寒性食物搭配，与热性的羊肉不适宜；吃羊肉后不宜马上饮茶。因为羊肉中含有丰富的蛋白质，而茶叶中含有较多的鞣酸，吃完羊肉后马上饮茶，会产生一种叫鞣酸蛋白质的物质，容易引发便秘。

益五脏、健脾胃、活血脉之漫话鸡

鸡在飞禽中被尊为羽族之首，主要是因为它对人类的贡献最大。鸡肉比起兽类的肉要嫩得多，营养也更加丰富，味道更加鲜美。鸡的品种比较多，鸡肉的肉质细嫩，滋味鲜美，并富有营养，有滋补养身的作用。鸡肉的烹调方法也比较多，不但适合于热炒、炖汤，而且是比较适合冷食凉拌的肉类。鸡肉脂肪则比猪肉、牛肉、羊肉要少，且多为不饱和脂肪酸，是老年人和心脑血管病人的理想食品。

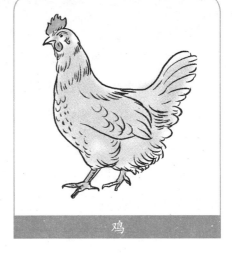

鸡

中医学认为，鸡肉有温中补气、补虚填精、益五脏、健脾胃、活血脉，以及强筋骨的功效。鸡肉营养比较高，而且很容易被人体吸收利用，是增强体力、强壮身体的佳品。鸡几乎浑身是宝，下面让我们来看看：

鸡肉：黄母鸡肉能助阳气、暖小肠、止泄精；母鸡肉可治风寒湿痹、病后产后体弱身虚；公鸡肉有益于肾虚阳痿者服用；乌骨鸡肉既是营养珍品，又是传统中药，单用或配制复方，可补气血，调阴阳，养阴清热，调经健脾，补肾固精，常用于病后康复和男女生殖系统疾患。

鸡肠：性味甘平，可治遗精、消渴、小便不禁等症。

鸡油：性味甘寒，是治头秃脱发良药。

鸡脑：性味甘咸，可用于梦惊、小儿惊痫的治疗。

鸡肾：性味甘平，风干火焙入药，可治头晕眼花、咽干耳鸣、耳聋、盗汗等病症。

孵鸡蛋壳（凤凰衣）：性味甘寒。火焙研末入药，热汤送服，治疗盗汗、背冷、腰痛等病症；烧灰油调，涂癣及小儿头身诸疮。

鸡内金：性味甘平，治胃肠疾患良药。文火炒熟碾成细末，单用或配制复方治肠风泄血、小便频遗，对小儿消化不良有特效。

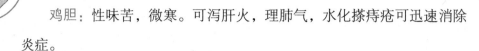
鸡胆：性味苦，微寒。可泻肝火，理肺气，水化搽痔疮可迅速消除炎症。

鸡血：性味咸平，有安神定志、解毒作用。

鸡蛋：性味甘平，可镇心、安五脏、止惊安胎。醋煮食之，治赤白久痢、产后虚痢；熟蛋调酒服之，治产后耳鸣、耳聋；单服醋煮蛋黄，治产后虚弱。

鸡肝：性味甘温，可补肝肾，治心腹痛，安胎止血；肝虚目暗病人多食鸡肝大有裨益。

鸡肉一般人群均可食用，尤其是老人、病人、体弱者更宜食用。专家提示，鸡屁股是淋巴最为集中的地方，也是储存病菌、病毒和致癌物的仓库，应弃掉不要。

鸡肉性温热，感冒的人如有头痛、乏力、发热现象，会使病情加重，也应忌食鸡肉，忌饮鸡汤。用鸡做的名菜也有很多，如"曹操鸡"、"贵妃鸡翅"、"虎头鸡"、"霸王别鸡"、"三游神仙鸡"、"宫爆鸡丁"等。

就拿"曹操鸡"来说吧，"曹操鸡"是始创于三国时期的安徽合肥传统名菜。此菜系经宰杀整型、涂蜜油炸后，再经配料卤煮入味，直焖至酥烂，肉骨脱离。出锅成品色泽红润，香气浓郁，皮脆油亮，造型美观。吃时抖腿掉肉，骨酥肉烂，滋味特美，且食后余香满口。因而，以其独具一格风味，受到来合肥旅游的中外食客好评，曾留言赞美："名不虚传，堪称一绝"。

相传三国时期，合肥因地处吴头楚尾，为兵家必争之地。在汉献帝建安十三年（公元208年），曹操统一北方后，从都城洛阳率领83万大军南下征伐孙吴（即历史上著名的赤壁大战），行至庐州（今安徽合肥）时，曾在教弩台前日夜操练人马。曹操因军政事务繁忙，操劳过度，头痛病发作，卧床不起。行军膳房厨师遵照医嘱，选用当地仔鸡配以中药、好酒，精心烹制成药膳鸡。曹操食后感到味精美十分喜爱，随之病渐愈，身体很快康复，尔后每进餐必常食此鸡。由此，后人传于世，"曹操鸡"声名不胫而走。于是这道菜便在合肥流传至今。

"贵妃鸡翅"色泽金红，口感筋柔，软滑爽嫩，浓醇宜人，回味悠长，是一种高蛋白质、低脂肪的佳肴。"贵妃鸡翅"是陕西省传统名菜，源于唐代，属唐代宫廷佳肴，用鸡翅膀和多种调味品制成。因贵妃杨玉环喜食此味，故而得名。当年唐玄宗李隆基的宠妃杨玉环，有丰腴之美，在饮食上也极为讲究，酷爱美味，最爱吃鸡翅膀。御厨按其旨意，反复研究琢磨，选用鲜嫩的鸡翅膀，配以多种调味品，采用唐代常用的能保持原汁原味的蒸制方法烹制而成。

贵妃鸡翅的基本制作工艺是：将鸡翅膀洗净、置盆中，加入料酒、酱油腌渍半小时后，下入八成热菜籽油锅中，体呈金黄色，捞出沥油。再将煮熟的鸡蛋入炒锅炸呈虎皮色捞出沥油。将鸡蛋放入碗中，鸡翅膀整齐地排放在鸡蛋周围，加入鸡汤、葱、姜、精盐、酱油、八角、桂皮、丁香、花椒、草果、味精，上笼用中火蒸烂取出，去汤汁，拣去调料，扣入盘中。将原汁汤烧沸，加入湿淀粉，淋入熟鸡油，调入味精，浇入盘中即成。

 "肉中骄子"漫话牛肉

说到牛肉，有人就会想到一种地方名吃"跷脚牛肉"。传说，在20世纪30年代初，老百姓民不聊生，贫病交加。当时在四川乐山有位擅长中草药、精通饮食之道的罗老中医，怀着济世救人之心，在乐山苏稽镇河边悬锅烹药，救济过往行人。此汤不仅防病止渴，还能治一般风寒感冒、胃病、牙痛等。其间，他看到一些大户人家

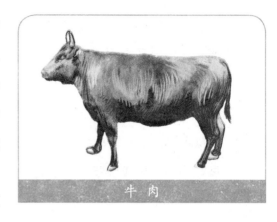

牛肉

把牛杂（诸如肠子、牛骨、牛肚、草肚之类）扔到河里，觉得很可惜。于是，他把牛杂捡回洗净后，放在有中草药的汤锅里。结果发现熬出来的汤味甚是鲜香。因味美汤香，又有防病治病的功效，所以，特意来饮者络绎不绝，堂堂爆满。其间没有席位者，或站着、或蹲着，有的就直接坐在门口的台阶上跷着二郎腿端碗即食。久而久之食客们便形象地起了一个"跷脚牛肉"的别称，且流传至今。

百年历史，三代演变。跷脚牛肉汤锅已成为乐山源远流长的地方名食。它防病治病的药膳功能、"以脏补脏"的中医学原理，大大提升了这道地方名食的品味和档次。特别是经过杨氏对跷脚牛肉汤锅多次对比调配后，汤味愈加讲究。在传统汤味的基础上不仅增加了药枣、枸杞子、当归，还增加了20余味中药熬制而成的"精汤"，更合理地趋于科学营养。现在杨记跷脚牛肉汤锅已形成汤鲜味特、牛杂细嫩、滋补强身、美容养颜和吃法多样的五大特色。

牛肉素有"肉中骄子"的美称，是中国人的第二大肉类食品，仅次于猪肉。牛肉的蛋白质含量特别高，达到20%左右，比猪肉、羊肉都要多，而脂肪含量低，又加上其味道鲜美，深受人们的喜爱。中医学认为，牛肉有补中益气、滋养脾胃、强健筋骨、化痰息风、止渴止涎的功效，适用于中气下陷、气短体虚、筋骨酸软、贫血久病以及面黄肌瘦等人。

牛肉含有丰富的蛋白质，氨基酸组成比猪肉更接近人体需要，所以能够提高机体抗病能力，对生长发育及手术后、病后调养的人特别适宜。牛肉加红枣炖服，有助于肌肉生长和促进伤口愈合的功效。

专家提示，牛肉的肌肉纤维较粗糙不易消化，更有很高的胆固醇，故老人、幼儿及消化力弱的人不宜多吃，或适当吃些嫩牛肉。

现代医学研究认为，牛肉属于红肉，含有一种恶臭乙醛，容易诱发肠癌，尤其是结肠癌，所以食之不宜太多，一般一周吃1次即可，另外，牛的脂肪更应少食为妙，否则容易增加体内的胆固醇和脂肪的积累。牛肉受风吹后容易变黑，进而变质，要注意保管。

 ## 温肾助阳之话说狗肉

俗话说："狗肉滚三滚，神仙站不稳"、"吃了狗肉暖烘烘，不用棉被可过冬"、"喝了狗肉汤，冬天能把棉被当"。可见人们对狗肉的喜爱程度之极。

寒冬是吃狗肉的最佳时节。狗肉不仅味道鲜美、芳香四溢、

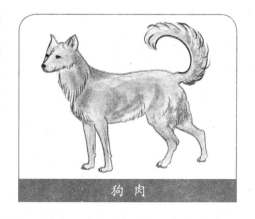

狗　肉

营养价值也很高，而且还具有入药疗疾的效用。它与羊肉都是冬令进补的佳品。狗肉味甘、咸、酸，性温，具有补中益气、温肾助阳之功。《普济方》说狗肉"久病大虚者，服之轻身，益气力"。因此，中医学历来认为狗肉是一味良好的中药，有补肾、益精、温补、壮阳等功效。

现代医学研究证明，狗肉中含有少量稀有元素，对治疗心脑缺血性

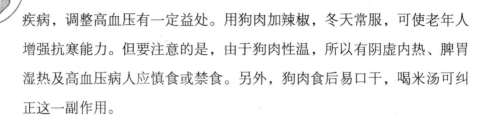

疾病，调整高血压有一定益处。用狗肉加辣椒，冬天常服，可使老年人增强抗寒能力。但要注意的是，由于狗肉性温，所以有阴虚内热、脾胃湿热及高血压病人应慎食或禁食。另外，狗肉食后易口干，喝米汤可纠正这一副作用。

狗肉有多种吃法，熬汤、清炖、红烧、卤制、油爆、凉拌，狗排、狗爪、狗皮等均可入菜。烹饪时，应以膘肥体壮、健康无病的狗为佳，疯狗肉一定不能吃。刚被宰杀的狗，因有土腥气味，不宜立即食用，应先用盐渍一下，以除去土腥味，然后取出切成块，以清水充分洗净后烹调。清洗狗肉时，最好不要用手直接接触，尤其是手上有伤口者，更要戴橡皮手套作业；烹调时务必烧熟、煮透，不吃生食或半生半熟的狗肉，以防感染旋毛虫病或狂犬病。误食感染狂犬病毒的狗肉后，应立即请医生诊治，必要时注射狂犬疫苗，以防不测。另外，不宜食用过多，吃狗肉后不要喝茶，这是因为茶叶中的鞣酸与狗肉中的蛋白质结合，会生成一种叫鞣酸蛋白质的有害物质。

20世纪90年代，狗肉火锅在城市里逐渐成为时尚。易中天在《闲话中国人》一书中如此写道：火锅热，表示"亲热"；火锅圆，表示团圆；火锅用汤水处理原料，表示以柔克刚；火锅不拒荤腥，不嫌寒素，用料不分南北，调味不拒东西，山珍、海味、豆腐、粉条，来者不拒，一律均可入锅，表示"兼济天下"；更重要的是，火锅可以说是不折不扣的"共食"，又不带任何强制性，每个人都可选择自己喜爱的主料烫而食之，正所谓"既有统一意志又有个人心情舒畅。"如果说热腾腾的狗肉火锅能打开局面，那酒则能打破界限。一杯下肚，全身放松；两盏入怀，宠辱皆忘。饮酒之乐，恰在这无拘无束之间。围在一起吃狗肉火锅的人，不是家人，便是伙伴，不是兄弟，便是朋友，三五友人，围锅共酌，推杯换盏，浅吟低唱，何其乐也。

不难想像，在寒风凛冽、大雪纷飞的傍晚，亲朋好友围坐一桌，举杯共饮，举箸共食，美美地吃上一顿狗肉，那真是其情也切切，其乐也融融！

五畜为益，食之有忌

孔子有言"失饪不食"，那么，什么是食物失饪呢？从字面意思我们就大体能猜出一二来，即没有顺应食物属性而进行的烹饪方法。换句话说，即使是好的食品，如果烹饪方法不对头也不能吃。

五畜为益，但失饪则不可食。拿鸡鸭的烹饪来说，为什么人们都吃烤鸭，而很少有人烤鸡吃呢？烤鸭那么火，为什么没人别出心裁来个烤鸡店呢？这就跟上面说的烹饪有关系。古代养生，讲究烹饪和食物的性味相适应。鸡，为陆地家禽，属于性温之物，温属于火性，而火性之物主发散，所以不能再拿来作什么烧烤之物食用，因为烧烤会发散其补益的作用，所以这里就违逆了食物的本性，即这里所属的失饪；鸭子，属于水生之物为寒性，而烧烤则可以驱寒之性，从而成为你我口中平和的美食。相反，如果你要把鸭子拿来炖汤煲汤，你吃完后可能会闹肚子。而鸡是温性的，用鸡炖汤喝，不仅不会闹肚子，反而有进补的功效。

从这里你也就不难明白北京乃至全国都在烤鸭而没有什么地方在烤鸡的原因。

五畜之肉，失饪不食，另外，在食用时配伍也有禁忌。比如猪肉和牛肉不可共食，这种说法由来已久。《饮膳正要》指出："猪肉不可与牛肉同食"。为什么呢？这主要是从中医学角度来考虑，一是从中医学食物药性来看，猪肉酸冷、微寒，有滋腻阴寒之性，而牛肉则气味甘温，能补脾胃、壮腰脚，有安中益气之功。两者一温一寒，一补中脾胃，一冷腻虚人。性味有所抵触，故不宜同食；猪肉与羊肝也不可同食。中医学云："猪肉共羊肝和食之，令人心闷。"这主要是因为羊肝气味苦寒，补肝、明目，治肝风虚热。"猪肉滋腻，入胃便作湿热"，从食物药性讲，配伍不宜。羊肝有膻气，与猪肉共同烹炒，则易生怪味，从烹饪角度来讲，也不相宜；猪肉与芫荽也不可同食。芫荽辛温，耗气伤神。猪肉滋腻，助湿热而生痰。古书有记载："凡肉有补，唯猪肉无补"。一耗气，一无补，故两者配食，对身体有损害，芫荽又名香菜，可去腥味，与羊肉同吃相宜。

成人食用一些肉类，可以大补精血，但对于发育不完全的小孩子来说，是不适合摄入过多肉类的。而对于肠胃较弱的老人来说，由于各种肉类不易于消化，也应少食。

五畜为益，食之有序

各种肉食是五谷杂粮的有益补充，对人体的营养十分有利，但食用的时候要遵循一定的原则。下面我们来看一下：

◎第一，多鱼少肉

猪肉中饱和脂肪酸的含量高，摄入过多可以导致高血脂。而鱼肉的脂肪含量低，蛋白质的含量高，约为猪肉的两倍以上。对人体有益的亚油酸含量也大大高于猪肉。鱼的蛋白质含量高，而且易于消化，吃鱼还可在一定程度上预防高血脂。

◎第二，多禽少畜

据统计，在我国居民的肉食品中猪肉占85%，禽类及鱼只占15%。专家认为，这样的肉食比例结构极不合理。畜肉和禽肉两类肉食对人体健康的影响大有区别。分析表明，鹅鸭脂肪的化学结构更接近于橄榄油，不仅无害于心脏，反而可能有一定的保护作用。因此，将猪肉在肉食中的比例降到60%，禽类及鱼肉增加到30%以上是比较合理的。

◎第三，多炖少炒

就猪肉的烹调方式而言，在蒸、炒、炖等多种方式中，宜于中老年人的最佳方式是炖食。首先，炖肉鲜嫩柔软，而中老年人的咀嚼功能大多衰退，因而较为适合。其次，炖食可以消除猪肉的某些弊端。实验表明，长时间炖煮，油脂可减少30%～50%，不饱和脂肪酸增加，胆固醇含量下降，口感也好。

◎第四，多骨少肉

就畜类食品而言，眼睛也不要只盯在肉上。以猪骨为例，其蛋白质、钙、铁和能量均优于猪肉。尤其难得的是，这些养分易被人体吸收，很适合胃口与消化功能皆有不同程度减退的老年人食用。

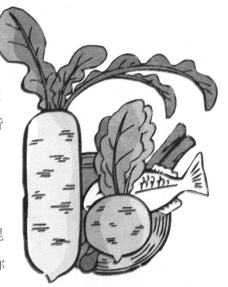

◎第五，荤素搭配

动物性蛋白质和植物性蛋白质混合食用可以提高彼此的生理价值，称为蛋白质互补。若将猪肉、禽类配伍，由于都属动物性完全蛋白质，因此，其互补作用较小，不能提高蛋白质的利用率。而要将猪肉和豆制品或蔬菜等搭配，就可以弥补豆类中甲硫氨酸含量少，蔬菜中赖氨酸、色氨酸和甲硫氨酸都较少的不足。蔬菜富含维生素和矿物盐，维生素可促进蛋白质的代谢，而矿物盐又能中和肉类代谢过程中产生的酸性产物，以维持人体正常的酸碱平衡。

◎第六，先吃菜，再吃肉

吃饭的时候，饭馆喜欢把蔬菜放在最后吃，其实就餐最好的顺序是这样的：汤 → 蔬菜 → 米饭 → 肉类 → 水果（半小时后再吃）。

第三节

五果为助：生津益气之食

《黄帝内经》中的"五果"分别为枣、李、栗、杏、桃，也就是我们现在所说的大枣、李子、板栗、杏、桃，现在泛指各种水果和干果。它们辅助五谷、五畜，使人获得更加全面的营养。五果不仅有食用价值，而且具有防病、治病的用途。

 一日吃三枣，终生不显老

大枣原产于我国，已有三千多年的栽培历史，自古大枣被列为"五果"之一，称为上品。民间素有"一日吃三枣，终身不显老"之说。显然，这是在赞美吃枣的益处，说明大枣有极好的美容效果。

中医学认为，大枣有益气补血、健脾胃、润心肺、缓阴血、生津液、悦颜色、通九窍、助十二经及和百药的功效。

大枣最突出的特点是维生素含量高，有"天然维生素丸"的美誉。据现代医学临床研究证明，经常吃大枣的病人，健康恢复比单纯吃维生素药剂的人快3倍以上。大枣中的维生素C含量特别高，还含有抑制癌细胞，甚至可使癌细胞向正常细胞转化的物质，能提高人体免疫力，对防癌抗癌有很重要的作用。药理研究发现，红枣能促进白细胞的生成，降低血清胆固醇，提高血清白蛋白，保护肝脏。

经常食用鲜枣的人可以预防胆结石。鲜枣中丰富的维生素C，使体内多余的胆固醇转变为胆汁酸。胆固醇少了，结石形成的概率也就随之减少。

大枣中钙和铁的含量非常丰富，对防治骨质疏松和贫血有重要作用。中老年人及处于更年期的人经常会有骨质疏松，生长发育期的青少年和女性容易发生贫血，大枣对他们会有十分理想的作用。大枣对病后体虚的人也有良好的滋补作用。

枣所含的芦丁和维生素P，能使血管软化，降低血压，对高血压病及心血管疾病的预防和治疗非常有益。大枣还可以抗过敏、除腥臭怪味、宁心安神、益智健脑、增强食欲。另外还具有良好的美容保健作用。

大枣老少皆宜，尤其是中老年人、青少年、女性的理想天然保健食品，但小儿及形体消瘦者不宜进食。

营养专家提醒，鲜枣不宜多食，否则易生痰、助热、损齿。干枣要用开水煮沸消毒才可食用，特别是有腐烂的干枣，更不能生吃或作馅，否则枣中的有毒物质如甲醛、甲酸等会引起轻微中毒反应，严重者也会造成生命危险。中医学还认为，大枣不能与葱和鱼同食，否则或令人五脏不和，或令人腰腹疼痛。

以下提供四款红枣美食让你吃出健康、吃出好肌肤。

食疗方一：枣泥杏仁饼

【原料】红枣300克，糯米粉500克，杏仁100克，白糖适量。

【做法】将杏仁放入热水中泡10分钟，剥去皮放锅中用小火炒熟后趁热研成碎末；将红枣用温水洗净后放入锅内，加水适量煮软后捞出去皮、去核搅碎成枣泥；将糯米粉放入干净的盆内，加大枣泥、杏仁末和白糖和匀，再加适量稀粥合成团，反复揉至光滑，搓成长条，就成大小均匀的剂子；将每个剂子按扁，擀薄成圆饼胚，放入屉中，用大火蒸20分钟即可出锅装盘，趁热上桌食用。

【功效】红枣、杏仁均有美容养颜效果，可使面容红润白嫩光洁，与糯米同时食用可增强体质，并能延缓皮肤衰老。

食疗方二：桂花红枣凉糕

【原料】红枣200克，糯米500克，绵白糖200克，熟芝麻25克，桂花酱25克。

【做法】将糯米洗净放入盆内，加水上笼屉蒸成软的米饭。下笼稍凉后与绵白糖150克掺揉均匀。将红枣洗净，上笼蒸熟蒸软；取一小木框，底面铺一块湿的洁布，将一半糯米饭倒在布上摊平，将红枣均匀地铺在上面，再将剩余的糯米饭盖在红枣上面，用手蘸凉开水拍平压实。待凉透后翻倒在案上，揭开湿布，用刀蘸凉开水切成小块；将熟芝麻擀碎，与绵白糖50克及桂花酱和匀成芝麻桂花糖，食用凉糕时将其撒在上面即可。

【功效】可使面容红润光洁，白嫩细腻，延缓皮肤衰老。

食疗方三：大枣芹菜汤

【原料】鲜红枣50克，芹菜250克，姜丝、葱末各5克，精盐2克，味精1克，植物油29毫升，花椒油6毫升。

【做法】将鲜枣洗净去核，切碎；芹菜择洗干净，切成小段；炒锅上火，加油烧热，下葱、姜煸炒，加入芹菜段略炒，加水适量，放入鲜枣、精盐，用大火烧开后，改用文火煮3分钟，点入味精，淋上花椒油即成。

【功效】大枣、芹菜均为美容养颜之佳品，合而食之，可使面容红润光洁、白嫩细腻，并可用于月经不调、带下、性冷淡等妇科疾病的辅助治疗。

食疗方四：红枣粥

【原料】红枣50克，大米100克。

【做法】先将红枣洗净，用温水泡20分钟，大米洗净后，放入锅内加水适量与大米同煮。待米烂汤稠即可。每日早晚常服。

【功效】可使面色红润，皮肤光洁，减少皱纹。

 桃养人，杏伤人，李子树下埋死人

我们经常听到这样一句俗语："桃养人，杏伤人，李子树下埋死人。"有人就会问，那是不是只能吃桃而不能吃杏和李子了呢？这样理解就歪曲了这句话的本意。这句话是根据中医学理论得出来的，是有一定的医学依据的，其真正意思是说，桃可以适量多吃，但杏和李子吃多了就会伤身。

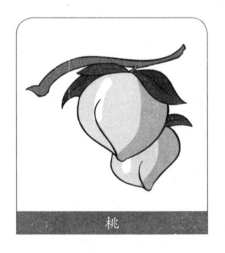

桃

桃、杏、李，三者既为夏季时令鲜果，又为药食同源的中药。说"桃养人"并将其唤作"仙桃"、"寿桃"，主要是因为桃子性味平和、营养价值高。

中医学认为，桃具有补中益气、养阴生津、润肠通便的功效，尤其适用于面黄肌瘦、心悸气短、气血两亏、闭经、便秘、瘀血肿痛等症状的人多吃。《大明本草》称桃为"肺之果，肺病宜食之"。用桃子制成桃干，对部分盗汗、出虚汗和肺病患者有一定的疗效。另外，桃子与蜂蜜、糖制成桃汁等饮品，不但好喝，还能起到润肠的作用。桃中含有丰富的维生素，矿物质含量也很高，尤其是钾的含量较多，很适合需要摄入低钠、高钾、高钙食物的高血压病人和水肿病人食用。桃中还含有丰富的铁元素，是缺铁性贫血病人极佳的辅助食物。桃仁有祛瘀血、润燥滑肠、镇咳之功。可用于妇女闭经腹痛、便秘、跌打损伤等的辅助治疗。桃仁提取物有抗凝血作用，并能抑制咳嗽中枢而止咳。桃仁入药运用更为广泛，以用其破血行瘀、润燥滑肠之长，而治疗妇女闭经、癥瘕、热病蓄血、风痹、疟疾、跌打损伤、瘀血肿痛、血燥便秘。桃叶并非废物，有祛风湿、清热、杀虫之功，对头风、头痛、风痹、疟疾、湿疹、疮疡、疥癣都有治疗作用，尤其是对除四害有显著效果。桃花有利水、活血、通便的作用，对水肿、脚气、痰饮、积滞、二便不利、经闭都有不同的治疗作用。其他像桃枝有避疫疠，预防多种传染病的作用；桃根可消黄疸，止血，治痔疮；桃胶有治痢疾，通下尿路结石的作用等，都一言难尽。桃虽养人，但其味甘而性温，亦不可过量食之，过食之则生热。桃仁有毒，一般不可作食品。

与"桃养人"相反，说"杏伤人，李子树下埋死人"，就一针见血地指出了"过食杏、李有害"的观点。《食经》说："味酸，大热"，"不可多食，生痈疖，伤筋骨"。生活中的实践也证明，杏的酸味使人"牙倒"，对牙齿不利，强酸味对钙质有破坏作用，对小儿骨骼发育有可能造成影响。一次食杏过多，还能引起邪火上炎，使人流鼻血、生眼眵、烂口舌，还可能引起生疮长疖、拉肚子。"杏伤人"是实，不可多吃。当然，伤人的杏也有很多好处。它所含的丰富的维生素A、维生素C，有祛痰止咳、润肠等功效，杏仁富含维生素E，有美容功效，使皮肤红润有光泽，所以可以适量食用。

李子属于性温食品，味甘酸，吃多了易生痰，引起虚热、脑涨等不适之感。如苦涩味和入水不沉的李子有毒，也是不能吃的。孙思邈说："不可多食，令人虚"。《滇南本草》载："不可多食，损伤脾胃"。因此，建议不宜多吃。但李子也不是一无是处，中医学认为，李子味甘酸、性凉，具有清热生津、泻肝涤热、活血解毒、利水消肿之功效。如李子对肝病病人有较好的保养作用，每天食用3个李子，对慢性肝炎有很好的疗效。另外，李子的悦面养颜之功十分奇特，经常食用鲜李子，能使颜面光洁如玉，用李树花擦面，可以祛除面部的粉刺，李子酒就有"驻色酒"之称，实为现代美容养颜不可多得的天然精华。

综观桃、杏、李这3种水果的利与害，都是相对而言的。就这3种水果的益处相互比较来说，民谚说的道理是对的。就其每一种来说，应该看到它们各有利弊。水果毕竟是生活中的辅助品，当择其利而食之，适量而可。

"干果之王"话板栗

"盘堆栗子炒涂黄，客到长谈索酒尝。寒火三更灯半也，门前高喊灌香糖。"这是一首流传于旧时北京城的咏糖炒板栗的诗，名曰《灌香糖》。此诗有声有色地描绘了一幅老北京风俗画：寒夜灯火将熄之时，街巷里还有"灌香糖"的叫卖声。"灌香糖"是人们夜宵中的一种美食，也是京、津、唐一带糖炒板栗的雅号。说起"灌香糖"，人们自然

118

会想到板栗。每逢到了秋冬季节，热腾腾的糖炒板栗的浓浓香味又开始在街头巷尾飘动，仿佛提醒人们冬天的脚步已经走近了。

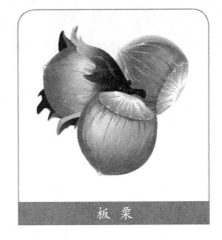

板 栗

板栗素有"干果之王"的美誉，又被称为"铁杆庄稼"。许多在城市里长大的人，可能没机会见到栗子的原生状态——它像一个碧绿的小刺猬，拳头大小，浑身是刺。如果你穿的是硬底鞋，踩它一脚，再用鞋底揉搓几下。"刺猬"就裂开了，露出一窝光洁果实来，这时才是我们常见的样子。板栗最正宗的吃法是糖炒。糖炒板栗甜又绵，还有难得的香，无怪乎男女老少都喜欢它。糖炒板栗并不是把板栗直接加上糖炒制，而是用蘸过糖水的粗砂炒成的。那粗砂炒出一锅又一锅板栗，变得墨黑且油亮。支起一个糖炒板栗的锅，能香半条街。

除了糖炒板栗外，还有一味闻名中外的美食——栗子面小窝窝。据说有一年，八国联军打到北京，慈禧带着一帮人狼狈西逃。途中，慈禧太后看到一帮逃难的人正在啃窝头，慈禧从来没听说过窝头，便命人要来一块尝了尝，感到真是太好吃了。回到北京后，忽然有一天就又想起了窝头的事，就命令御膳房做窝头。厨师们急忙凑在一起商量，有人说："老佛爷逃难，肚子饿了，有窝头，当然觉得好吃。可现在再吃窝头，她能咽得下吗？"有人说："对啊！我们得想办法，做得既要像窝头，又要香甜可口。"这时，有位老厨师想出了一个主意："咱们用栗子面加白糖做一两一个的小窝头，试试她爱不爱吃？"——吃了这栗子面加白糖做出来的窝头，慈禧很高兴，说："我总算又吃到当年逃难时的窝头，就是还不够那么香，那么甜。"这消息传到御膳房，大家才松了一口气，都说："这才叫'饿了吃糠甜如蜜，饱了吃蜜也不甜'啊"——栗子当时虽然脱胎换骨成了贵族食品，却朴素地印证了一条人生哲理呢。

板栗香甜可口，做干果零食或是做菜肴佐餐都很相宜，它不仅含有大量淀粉，可以直接当饭吃，而且含有蛋白质、脂肪、B族维生素等多种营养成分，有很好的食疗保健功能。板栗的作用在中医学养生上也一直很受重视。《名医别录》说栗子"主益气，厚肠胃，补肾气，入脾肾经"。

板栗味甜性温，可炒可煮，有和胃健脾功效。怀孕初期孕妇常常胃口不佳，连平时自己喜欢的菜都不想吃，家人可劝食些熟板栗以帮助她们改善肠胃功能。现在由于生活条件改善，家长对小儿的营养照料往往过于精细，强食、偏食均可导致临床多见的小儿脾虚证，出现小儿面色无华、体倦乏力、形体偏瘦、厌食或拒食、经常泻腹。此时可将板栗仁蒸煮熟，磨粉制成糕饼，以增加其食欲，收涩泻泄，调理肠胃。此外，用板栗和粳米熬制的板栗粥老少皆宜，板栗与粳米一起健运脾胃，增进食欲，既可用于脾胃虚寒导致的慢性腹泻病人的恢复，也适合治疗老年人由于功能退化所致的胃纳不佳，气虚乏力。

除了补益脾胃，板栗还有补肾的作用。早在唐代医药学家孙思邈就说板栗是"肾之果也，肾病宜食之"。值得注意的是，他在《千金方·食治》中补充介绍说："生食之，甚治腰脚不遂。"强调了"生吃"这一用法。由此也提醒大家，一般市面上的糖炒栗子虽然好吃，但补肾功能已经大大不如生栗了。

人到老年由于阳气渐渐衰退，不仅会出现腰膝酸软、四肢疼痛，还可能出现牙齿松动、脱落的症状，这些也是肾气不足的表现，当从补肾入手，及早预防，食用生板栗是可行的方法。南宋诗人陆游晚年齿根浮动，也常食用栗子，他在诗中写道："齿根浮动叹吾衰，山栗炮燔疗夜饥。"可惜生板栗对老年人来说难免坚硬难嚼，且多食又不利消化，像陆游这样将山栗"炮燔"后食用，虽得以解饥养胃，但无奈补肾健齿的功效已经大大削弱，令人不得不叹息，补益难以两全其美。

此外，板栗还有活血散瘀的作用。生食板栗有止血功效，可治吐血、衄血、便血等常见的出血症。将生板栗去壳，捣烂如泥，涂于患处可以治跌打损伤、瘀血肿痛等，中医学临床证明也有一定疗效。但板栗生吃不易消化，熟食又易滞气，所以一次不宜多食。新鲜栗子容易霉变，吃了发霉栗子会引起中毒，所以霉烂变质的栗子不要吃。

下面提供两款强筋、补肾、健脾的板栗食疗方，以供大家参考。

食疗方一：栗子桂花羹

【原料】栗子300克，白糖100克，生粉50克，糖桂花少许。

【做法】栗子加清水略煮，再去壳去皮，栗肉上笼蒸酥，待栗肉冷却后切成粒状。锅内加清水、栗肉泥、白糖，用大火烧沸后，转用小火，略焖，再用生粉勾薄芡即成。

【功效】此羹强筋、补肾，适用于肾虚腰膝无力。

食疗方二：栗子炖鸡

【原料】板栗150克，鸡1只（约1500克），姜块、葱、精盐、绍酒各适量。

【做法】锅中加清水，放入鸡、绍酒、姜块、葱节，去壳，炖至鸡肉、板栗熟透。加佐料调味即可。

【功效】常食此食，有益脾胃、生气血、美肤驻颜的功效。可用治脾胃虚弱引起的反胃、泄泻、腰脚酸软等病症。尤适用于中老年人。

莫道瓜子小，粒粒都是宝

每逢过年、过节，家里来了客人或闲来无事，人们都不忘端上来一盘瓜子作为消闲零食。瓜子在人们的生活中是不可缺少的零食，已成为喜庆佳节招待宾客的必备食品，有盐炒、五香、奶油、多味等各式葵花子、西瓜子、松子和榛子等。

这类消闲食品营养很丰富，含有丰富的脂肪、蛋白质、碳水化合物、维生素A、维生素E、维生素B_1、维生素B_2和人体必需的多种矿物元素。同时，它们释放的热量也很高。其所含脂肪是人体必需脂肪酸，如亚油酸等是构成机体前列腺素的成分，对机体生理生化具有多种调节作用，如扩张血管、降低血压、利尿排钠、调节支气管平滑肌的紧张度、促进肠蠕动等。瓜子仁中还含有人体不可缺少的微量元素锌、锰、铬等。锌可以抵消重金属镉的致高血压作用。锌、锰是组成脑垂体、胰腺、性腺的关键成分；铬有促进葡萄糖利用和胆固醇排出的作用，对保持心脏健康、维持内分泌的正常功能、延缓衰老等都有密切关系。瓜子仁中所含的卵磷脂能增加脑细胞的活力，对促进造血、皮肤细腻、伤口愈合、提高脑神经功能和增进消化能力都有重要作用。下面我们具体来介绍。

◎第一，葵花子

中医学认为，葵花子有补虚损、补脾润肠、止痢消痈、化痰定喘、平肝祛风、驱虫的功效。葵花子油中的植物胆固醇和磷脂，能够抑制人体内胆固醇的合成，防止血浆中胆固醇过多，有利于控制动脉粥样硬化，适宜高血压、高血脂、动脉硬化病人食用。葵

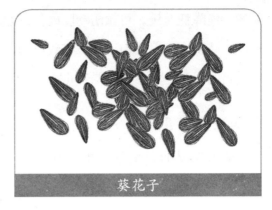

葵花子

花子中维生素E的含量极为丰富，每天吃一把葵花子就能满足人体一天所需的维生素E，而且对安定情绪、防止细胞衰老、预防成人疾病都有好处。葵花子一般人都能食用，但一次不宜吃得太多，以免上火、口舌生疮。葵花子和葵花子油含有较多的蛋白质和脂肪，如每天食用超过60克，便会转化为脂肪和糖类储存于体内，导致体重增加，身体发胖。所以，一切爱美的姑娘和小伙子偏爱葵花子当零食时，要注意防止身体发胖。

◎第二，西瓜子

西瓜子也是深受人们欢迎的休闲食品之一，是日常零食的代表。西瓜子经过加工可制成五香瓜子、奶油瓜子、多味瓜子等，味道十分鲜美，深受人们的喜爱。《本草纲目》中记载："西

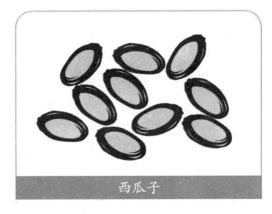

西瓜子

瓜子补中宜人，清肺润喉，和中止渴。"西瓜子富含油脂，有健脾润肠之功，食欲欠佳或便秘时，食用西瓜子很有好处。西瓜子含有不饱和脂

肪酸，能降低血压，可预防动脉硬化，并能缓解急性膀胱炎。西瓜子壳较硬，嗑得太多对牙齿不利，导致口干舌燥，甚至口舌被磨破。另外，瓜子类的食品尽量不要给婴幼儿吃，以免掉进气管发生危险。

◎第三，南瓜子

南瓜子又叫白瓜子，生吃、熟吃都可以。中医学认为，南瓜子有祛虫、催乳的功效。南瓜子有很强的杀虫（如蛲虫、钩虫等）作用，可以用做杀虫剂，驱除人体内的各种寄生虫。对血吸虫

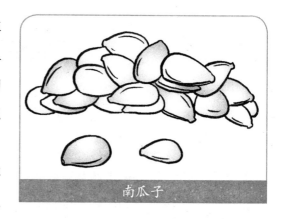

南瓜子

也具有很好的杀灭作用，是治血吸虫病的首选食疗之品。现代医学研究发现，白瓜子可有效地防治前列腺疾病。因为南瓜子富含脂肪酸，可使前列腺保持良好功能。所含的活性成分可消除前列腺炎初期的肿胀，同时还有预防前列腺癌的作用。而且南瓜子还含有特殊的泛酸，可以缓解静止性心绞痛，并可降血压，还可以净化血液，有利于心脏病病人的康复。另外，还要注意，南瓜子一次不要吃得太多，多食会导致头昏。胃热病人宜少食，否则容易导致脘腹胀闷。

总之，各种瓜子食用过量会造成胃肠积脂过多，可引起腹胀、腹泻，甚至肥胖；嗑食过多，会引起喉干、舌痛、嘴唇破裂等，应引起注意。

第四节

五菜为充：三分治七分养

五谷、五畜、五果固然重要，但在营养上还是不够完善的，因五谷、五畜、五果在人体内产生酸性物质太多，令人不适，这就需要五菜来补充。五菜在《黄帝内经》中是指葵、韭、藿、薤、葱，现在泛指各种能够食用的蔬菜，能营养人体，充实脏气，使体内各种营养素更完善，更充实。

糠菜半年粮之漫话蔬菜

过去年间，民间素有"糠菜半年粮"的说法，因此有些人就误把蔬菜看做是穷人的食物，说吃菜是为了填饱肚子或充饥。因此，一说到某人穷，某人有病，就说这人"面带菜色"。的确，在粮食不足的灾荒年月，蔬菜的确是粮食的替补品。如四川的诸葛菜，即蔓菁，春可吃苗，夏可吃苔，冬可吃根，四季皆有，诸葛亮曾用之充过军粮，可见当时粮菜可以互补。其实，蔬菜并不只是扮演充饥的角色。现代研究认为，蔬菜是维护健康必不可少的一部分，蔬菜含有丰富的维生素、纤维素、糖类、淀粉、钙、磷、铁等营养素。所以，维护人体的正常生理代谢和抗病能力是离不开蔬菜的。显然，"五菜为充"并不仅仅是为了填饱肚子，而是包含了先贤对蔬菜保健功能的理解。

在《素问·藏气法时论》中，"五菜为充"是排在"五谷为养"、"五果为助"、"五畜为益"之后的。"五谷为养"是指五谷乃生存之本。"五果为助"是指五果乃健康之助、五谷之助。"五畜为益"虽见解不同，但多理解为有所补益，不可多吃，多吃则有损脾胃，成为害了。"五菜为充"有满之意，有备之意。以满论，是指五菜可补五谷之缺；以备论，是五菜可作五谷不足之备。《本草纲目》"菜部"前言中说："五菜为充，所以辅佐谷气，疏通壅滞也。"菜这个字就是采草，神农尝百草并不是为了找药，而是为了寻找食物，"草能食者为蔬"，实际上，菜就是草，采来能食便为菜，不能吃的就是草，有药效的则叫草药。从"神农尝百草"到各种蔬菜的广泛种植、推广、食用是一个漫长的过程，在这个过程中，蔬菜的种类在不断的变化中。汉代之前，所谓的五菜是指葵、韭、藿、薤、葱。

葵，居五菜之首，又叫冬寒菜或冬苋菜，此菜虽然历史上名气大得很，但至今已少有人识。在广袤的中原，此菜也不再大面积种植，野生的尚可觅得。韭，即韭菜，深受人们的喜爱，尤其是春韭、韭头，更是人们餐桌上的宠物。藿是豆叶，古书《广雅》上的解释是"豆角谓之荚，其叶谓之藿"。如今，豆角人们还在吃，而豆叶已无人食。薤，又名薙头、小蒜、薤白头、野蒜、野韭等，内蒙古、山西人称"薤"为"害害"。现在，南方诸省都有种植，北方人极少食薤。葱，无须赘言，是家家常备之物，不论食用，不论药用，此物万不可缺，算得是和事之草，民间谚语曰："香葱蘸酱，越吃越壮"。

"五谷为养，五果为助，五畜为益，五菜为充"是合理膳食结构的一个有机整体，缺一不可。因此，"四五"中如果缺少了菜便不圆满，人体就会受损，也便无"补精益气"之功。多少年来，中原和北方许多地区，在晚秋初冬之时，家家户户都要储备越冬之菜——大白菜或萝卜，否则，不论穷富，冬天都是无菜可吃的。可如今，蔬菜种类繁多，又随着科学技术的发展，蔬菜的种植几乎不受季节限制，我们一年四季都可吃到新鲜的蔬菜，虽然味道有差异，但比起过去也是天壤之别了。

我们现在所说的菜，已是广义上的蔬菜，是相对于饭而言的，如青菜豆腐、鸡鸭鱼肉、鱼翅燕窝等都是菜。它们或用来下酒，或用来下饭，真是时代不同、地位不同、穷富不同，对菜的定义也不同。不过为了我们的身体健康，青色的蔬菜还是要多吃，因为蔬食方得长生。千万不要因为有钱，不是荤腥不吃，不是珍稀不用，到最后拿钱换个短命，这是最不划算的。

总之，五菜为充，千万要充，不可不充。时至今日，古圣先贤的话照样是真理，这是被时间、实践所验证过的。

 ## 莫拿水果顶替蔬菜

由于蔬菜的口感不如水果，许多孩子不喜欢吃蔬菜，反而喜欢吃水果，于是有的家长就认为，"孩子吃蔬菜少，但一天多吃水果也可以，水果可以代替蔬菜，营养也应当足够了。"持这种观点的人不在少数，遗憾的是这种观点并不正确。

从保持营养均衡的角度上看，任何一种单一的食物都不能满足人体的全部需要，只有同时摄入多种食物才能摄取到全面的营养素，否则就会造成营养缺乏。因此，青少年长身体时不能以水果代替蔬菜。儿童不爱吃蔬菜，有的是不喜欢某种蔬菜的特殊味道；有的是由于蔬菜中含有较多的粗纤维，儿童的咀嚼能力差，不容易嚼烂，难以下咽，还有的是由于儿童有挑食的习惯。不爱吃蔬菜的孩子还不少呢。因此，一定要变着花样让孩子多吃蔬菜，不要走入水果可以代替蔬菜的误区。

新鲜水果的营养与蔬菜相比，水果含糖分较多，蔬菜含纤维素较多。除鲜枣、山楂、猕猴桃和柑橘等所含维生素C极高以外，其他水果中的维生素、矿物质含量都不如蔬菜高，尤其不如绿色蔬菜。蔬菜中的纤维素也是人体需要的营养素，它可以减慢食物的消化速度，使人有较长时间的饱腹感，还能减少大便干燥的可能性。因此，不能以水果代替蔬菜，应两者适当搭配。

那么，应如何培养孩子爱吃蔬菜的习惯呢？我们应从以下几个方面着手。

第一，有些孩子不喜欢吃做熟的蔬菜，如炒菜、炖菜等，而喜欢吃生的蔬菜，那就可以多做一些凉拌菜给孩子吃。

第二，对于那些不爱吃蔬菜的孩子，不妨经常给他们吃些带馅食品，比如：饺子、包子，既便于孩子咀嚼吞咽和消化吸收，又味道鲜美，营养也比较全面。

第三，味道有点怪的蔬菜，孩子不爱吃不必强求，如茴香、胡萝卜、韭菜等，尽量变些花样，比如做带馅食品时加入一些，使孩子慢慢适应。可适当配合营养素高的水果进行调剂。

 ## 三天不吃青，两眼冒金星

俗话说"三天不吃青，两眼冒金星"，它形象地描述了蔬菜食用量下降造成的危害。现代社会的生活节奏越来越快，随着食品加工业的发展，方便食品充斥市场，餐厅酒楼林立。食品的工业化是家庭厨房被淡化的先声。

随着家务时间的减少，享受家庭烹饪的机会也少了，许多人不是在快餐店就餐，就是打开一袋速冻饺子一煮了事。正因为如此，现代社会中，许多人要想吃到足够的饭菜就很难了。用现代一部分人的逻辑去想，就能够明白其中的必然性。鱼和肉加工比较麻烦，可是以它们为原料加工的食品却十分丰富，从罐头到熟食，而且味道都不错。主食不想做，可以吃方便面、八宝粥、面包或馒头。豆类自然更省事，什么红豆沙、豆包、油炸豆、五香蚕豆等食品到处可以买到，花生、瓜子、核桃吃起来更随意。说来说去，唯一不方便的

就是蔬菜。首先蔬菜以鲜为贵，买来以后要摘、洗、切、炒，处理相当麻烦，加之蔬菜不能像米饭或肉食那样，做一次吃几顿。若做成咸菜，营养素便丢失得差不多了。即使做成蔬菜罐头，其味道和营养也远不如新鲜蔬菜。怪不得营养学家大声疾呼："要多吃新鲜蔬菜！"

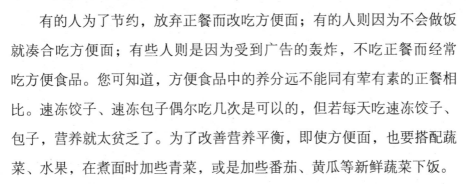

有的人为了节约，放弃正餐而改吃方便面；有的人则因为不会做饭就凑合吃方便面；有些人则是因为受到广告的轰炸，不吃正餐而经常吃方便食品。您可知道，方便食品中的养分远不能同有荤有素的正餐相比。速冻饺子、速冻包子偶尔吃几次是可以的，但若每天吃速冻饺子、包子，营养就太贫乏了。为了改善营养平衡，即使方便面，也要搭配蔬菜、水果，在煮面时加些青菜，或是加些番茄、黄瓜等新鲜蔬菜下饭。

爱吃甜食、饮料和零食的人，必然会影响正餐，当然也容易缺乏蔬菜。儿童、青少年、年轻女性中这样的人比较多。蔬菜含水和纤维较多，是体积大的食品，在胃里占有很大容积。若是事先用甜点、饮料、零食填个半饱，还能有多大的胃口去吃蔬菜？研究发现，从小爱吃甜食的人味觉不发达，对蔬菜的清淡味道难以欣赏和接受。由于蔬菜味道清

淡，需要耐心品味才能体会其中的滋味，若能够改变生活习惯，多吃新鲜蔬菜，健康状况肯定会有改观。

中国式养生之以素为主

许多人认为，想健康长寿就必须做个"素食主义者"，即多吃蔬菜、水果，多吃五谷杂粮。其实不然。营养学家研究认为：人体每天都需要补充大量的优质蛋白质和必需的氨基酸。而素食中除豆类含有较丰富的蛋白质外，其他食物中的蛋白质含量都较少，因此营养价值也较低，难以满足肌体对营养的吸收利用。所以说，绝对的"素食主义"并不科学，也不能健康长寿，只有在日常饮食中将素食和荤食搭配食用，才能保证身体吸收到全面的营养，从而踏上健康长寿之路。

荤素搭配，是指进食菜肴时，当有荤有素，合理搭配。荤指肉类食品，素指蔬菜、水果等。中医学养生学历来是讲究素食的，但讲究素食，并不等于不吃荤菜，因肉类对人体尤其是青少年的生长发育，也有着重要的作用。清代医家章穆曾说："大抵肉能补肉，故丰肌体、泽皮肤，又能润肠胃、生津液。"这里指出了肉类对内滋养脏腑，对外润泽肌肤，并有利于生殖后代。不过，若偏嗜膏粱肥厚，反而有害无益，容易助湿、生痰、化热，导致某些疾病的发生。如"消瘅仆击、偏枯痿厥、气满发逆"等病的病机，是由于"肥贵人则膏粱之疾也"（《素问·通评虚实论》）；"脾瘅"的病因是由于"数食甘美而多肥"，以致口甘、内热、中满，甚至转为消渴（《素问·奇病论》）。这与现代医学认为动物性脂肪中含有大量的饱和脂肪酸和胆固醇，过食会形成高脂血症、动脉粥样硬化、冠心病、糖尿病、胆结石、肥胖症观点是一致的。因此，历代养生家都强调，肥浓油腻之品太过，即成腐肠之药，提倡要多食"谷蔬菜果，自然冲和之味，有食人补阴之功"。因此，"五菜为充"是来自中华民族几千年养生保健"食疗"效果的体验，而绝非仅仅是为了填饱肚子。流传于中国民间的许多有关饮食的金科玉律都与蔬菜的保健功能有关。如："食，不可无绿"，"三天不吃青，两眼冒金星"，"青菜豆腐保平安"，"萝卜上市，郎中下乡"，"四季吃生姜，百病一扫光"，"冬吃萝卜夏吃姜，不劳医生开药方"，"早吃三片姜，胜过人参汤"等等，不一而足。

从现代营养学的角度来看，也主张既要荤素搭配，又要以素为主。因荤素食的合理搭配，能满足人们的营养需要。而素食不但有补益的功能，还有疏通胃肠、帮助消化的作用。素食中含有较多的维生素C、维生素E以及大量的纤维素等营养物质。维生素C可促进细胞对氧的吸收，有利于细胞的修复；维生素E能促进细胞分裂，延缓细胞衰老；而纤维素可促进胃肠蠕动，有利于通便，成为防治胃肠疾病的重要因素。曾有人总结了素食的五大优点，即增加营养有助消化，防止某种营养缺乏症的发生，防止肥胖，有利于血管的疏通，防癌治癌。尤其是新鲜的蔬菜、干果、浆果等。生物活性极高，是延年益寿的良好食物。一般而言，比较合理的菜肴是蔬菜的总量要超过荤菜的一倍。通过长寿地区的实际调查，证明了以食各类蔬菜瓜果为主者，多获得高寿。在我国百岁以上的老人中，大多数人的饮食习惯也都有荤素搭配、以素为主的特点。

第四章
五味食养

　　味道一词被广泛应用，甚至攀升到了一个艺术的层面。比如，我们在感叹一个建筑，一个精心的设计，甚至在说一个人的长相与气质的时候，都会由衷地感叹有味道。尽管如此，"味道"一词的根基还在于食物之性。从药食本同源的角度来看，味道之功还远不仅仅是你我的口福之乐，更多的时候，在色和味的闪亮登场中，我们的脏器得到了颐养。

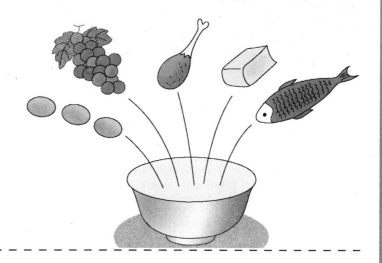

第一节

青色肝：五味之甘养

肝，脏器。中医学认为"肝为魂之处，血之藏，筋之宗。在五行属木，主升主动。"

说到肝，很容易就会想到一些关于肝的说法，比如，说一道菜稀有珍贵，我们会说"龙心凤肝"，说一个人伤心到了极点的时候，我们会形容说其"肝肠寸断"，而在说一个人赤诚仗义的时候，我们会说其是一个"忠肝义胆"之人，而一个人如果以身殉国了，我们还会拿肝说事儿，跷起大拇指的时候，说一声"青肝碧血"。就字论字的话，大家很难有什么令人信服的解释，但要提到中医学，你就会顿然明白，一切皆缘于"肝为魂之处"。

解码肝、心、胆的亲密关系

在上面的列举中，细心的读者至少会发现三个方面的关联：其一是这些与肝有关的说法基本上都属于褒义词，至少也多是中性的；其二这些词语大多跟人的意志和精神有关。这二者都好解释，因为上面已经提到了，肝是一个人"魂之处"。第三个方面是什么呢？就是这些与肝有关的词大多和胆和心有那么些亲密关系，与胆的关系比如肝胆相照、忠肝义胆等。与心的关系，比如形容一个人掬诚相示，就称其为"剖心析肝"，说一个人忠诚不二叫"剖心坏肝"，说一个人极度悲伤，多会说"摧心剖肝"或者"刺心裂肝"，最为常见的就是人们在称心爱的人时，不时就会酸溜溜地冒出一句"小心肝"来。那么，肝和心到底是怎么回事儿呢？

这里，先说说心肝。

从脏腑的角度来看，自然，心和肝是各自独立而又统一服务于人体的两个脏器。中医学认为肝藏血，主疏泄。换句话说，藏血和主疏泄是肝在身体里一辈子要做的主要工作。这一点有点像献血车，这话怎么讲呢？

将城市看作一个生命体，那么，闹市的献血车就像是肝脏，对血液起到了一个临时储存的功能，然后将采集来的血液运送到各个血库。这里就有一个问题了，即血从哪里来？献血车采集血液，如果整天都没有什么血液可以采集，自然，献血车也就下岗了。对于脏腑而言，没有血，肝就既没有什么可以藏的，也没有什么可以疏泄的，不也就下岗了吗？面对这样的压力，肝自然不能"坐以待毙"。有奶便是娘，自然要向掌管血的脏器去"通融"，谁管血呢？心，因为心主血。

心脏主血，其实心也需要散布。就像水渠需要水，才有存在的价值，但如果水库总是蓄水，那么，日积月累堤坝崩溃，自然水库也不保。所以，尽管心主血，但实际上，心需要将血散布以濡养全身。二者是相辅相成的关系，无论是心血不足还是肝的疏泄不好，都会对身体造成影响，心肝冲突就会出现失眠多梦等。重症肝炎出现的高烧、昏迷、抽搐等症，也是心肝相互影响的病理表现。

谈到肝和心的关系，在《黄帝内经》中，心为"君主之官"，所以，对于二者的关系来看，心与肝还有"君臣"之意。肝为心所统摄，但如果心出了问题，肝功能自然会大打折扣。打个比方说，心出了问题就好像君王不早朝一样，渐渐的，本来负责剿匪（排毒）安民的"将军之官"肝就慢慢懈怠了，自然毒素横行，肝癌、肝硬化、肝腹水也就会找上门来。心为君主由来，肝为将军，这些被《黄帝内经》加封的"荣

第四章　五味食养

135

誉称号"背后，它们各自都有一个怎样的"功绩"表现，在后一章将做详细说明。

通过上面的分析，人们大体明白了把二者合在一起称为"心肝"的缘由。也正是借用了心肝通力合作对健康的这一重要点，所以，在日常生活中，那些爱恋中的男人在称呼自己的恋人，或者父母在称自己孩子的时候，不时地会有"心肝"之说。

最后，再简单说说肝胆的问题，这二者常常被放置在一起去说，也可以从三个角度去看。一方面从疏泄与畅达上看，肝主疏泄，而胆有生清去浊之功效，可以保证血液在疏泄过程中不至于"泥沙俱下"；另一方面，肝主谋虑，胆主决断。人无远虑必有近忧，不谋自然不行。但谋而不断也必受其乱；第三个方面，也可以看作是前两个方面的一个综合，就是肝和胆相表里，二者同属木行，一阴一阳。故胆腑亦具疏泄之功，但贮藏于胆腑的胆汁，必须依赖肝气才能正常进行，使之排泄，注入肠中，以促进饮食物的消化。若肝胆的功能失常，胆的分泌与排泄受阻，就会影响脾胃的消化功能，而出现厌食、腹胀、腹泻等消化不良症状。若湿热蕴结肝胆，以致肝失疏泄，胆汁外溢，浸渍肌肤，则发为黄疸，以目黄、身黄、小便黄为特征。胆气以下降为顺，若胆气不利，气机上逆，则可出现口苦、呕吐黄绿苦水等。所以，一个人如果出现了口苦，表面上反映的是脾胃的问题，可能是胆汁疏泄的问题。但这时候，如果你遇到的是一位高明的医生，他可能让你调理那个看上去八竿子都打不着的肝。从这里，你也能更好地理解为什么"西医头痛医头，脚痛医脚"，而中医学则似乎有那么点玩弄玄虚欲擒故纵的原因。

从疏泄的角度看，心主血，肝疏泄，胆可生清去浊；从思智层面看，心主神明，肝主谋虑，而胆主决断，三者可谓是为了一个共同的目标走到了一起来，只不过各有分工而已。所以，即使不明就里，但受数千年文化影响，我们依然能信手拈来，将一些富有养生的大道理挂在嘴上。

 ## 在肝言甘：摸着心口点菜

《黄帝内经》在《灵枢·五味》中说："肝色青，宜食甘"。也就是说养肝，我们要吃的是五味中属于"甘"味的食物。说到五味，说到甘味，有一个很有意思的现象值得与大家分享，这也是很多人常存在的一个困惑：在《黄帝内经》中，黄帝说自己希望了解五味分别入于五脏的情况是怎样的，而伯高在回答的时候说了很多，其中就提到了"五味各走其所喜，谷味酸，先走肝；谷味苦，先走心；谷味甘，先走脾；谷味辛，先走肺；谷味咸，先走肾"。这里说得很明白，就是说同样的水谷精微，品性不同，味道不一样，其首先所归走的脏器也不相同。

前后两相对比，细心的人就会发现，怎么"肝色青，宜食甘"，而又说"谷味甘，先走脾"呢？这有点像现实社会中一些年轻人遇到的三角恋爱一样，我不爱的人爱着我，而我需要终身相伴的人，却在爱人结婚的时候，感叹新郎不是自己。肝需要甘味食物，而谷味甘的时候，却首先要往脾脏那里跑。

这其实是人体完美的一个体现，水谷精微刚刚进入到胃腑，其中的精微就首先由中焦脾胃化生，而后到达上焦和下焦，以灌注身体各个脏腑，在此过程中，水谷精微自中焦脾胃就一别为二，化为了营、卫二气。而从脏腑的运行角度看，这则是一个资源配置的问题。而脏腑也正是因为处于这样的一种竞争环境下，才能更好地得到滋养和锻炼。

所以，对于吃，这里要先声明一点的是，很多人都认为吃大鱼大肉、吃海鲜或者吃什么山珍才是生活质量提高的标志，其实，这只不过是很多人"一厢情愿"的想法，说得更严重点，是口袋鼓了后，不知道怎么花钱的"烧钱"行为。自然，没什么好的结果，最好的结果也就是，有了社交上的面子，却丢失了身体健康的里子。因此，在这里要奉劝一句：吃什么，最好别拍着脑袋做决定，而得摸着心口去点菜。

 ## 五味养肝，粳米一马当先

我们应该怎样养肝呢？

民以食为天，利用食物来养肝，不会有额外的负担，因为我们在吃饭的时候，顺便就可以把这个问题捎带着解决了。另一方面是很容易坚持，肝你不就是需要食养吗？饭我们天天都要吃，天天吃饭就解决了因为忙碌而忘记养护的问题。不会像家中的宠物，我们尽管爱它们，但是，难免有时候会因为注意力太过集中而对它们的身体健康有所亏欠。吃饭不会，所以，食物养肝也就少了那种负担。

自然，也不是一点问题都没有，俗话说，捡钱还要弯腰呢。食物养肝有什么问题呢？其实很简单，不能乱吃。那么，该吃点什么呢？预防、治疗和调理肝病的一条计策就是将计就计：以甘养肝。

以甘养肝，吃点"甘"味食物就好了。《黄帝内经》在《灵枢·五味》中也给我们有了明确的说明，即"秔米饭、牛肉、枣、葵皆甘"。尽管都属于可以养肝之甘食，而且甘食也还远不止这些，但从《黄帝内经》关于五味的叙述中，我们很容易知道，秔米名列榜首。

秔米，即粳米，又称大米。其味甘淡，其性平和，有"天下第一补人之物"的美誉。唐代医药学家孙思邈在《千金方·食治》中强调说，粳米能养胃气、长肌肉；《食鉴本草》也认为，粳米有补脾胃、养五脏、壮气力的良好功效。对此，比较有发言权的还有一个人，即北宋文人张耒。这位张先生对于米粥养人体会很深，在他看来，喝米粥可以看作是食补的第一妙诀。有文为证，张先生在《粥记》中写道："每日起，食粥一大碗，空腹胃虚，谷气便作，又极柔腻，与肠胃相得，最为饮食之妙诀。"无独有偶，北宋文豪苏东坡，也经常食用米粥以调补，他的体验是夜晚吃粥更妙，他的体会是："粥既快美，粥后一觉，妙不可言也。"

其实，对于粥的重视，随着养生意识的加强，人们也越来越有所重视，这一点，从"状元粥"的生意大体就能看出来。粥不仅是一个填饱肚子的问题，因为能调理胃气等，所以，还有一个治疗的功效。下面简列几剂予以说明。

食疗方一：宝宝急性肺炎

【原料】葱白3根，生姜3片，粳米50克。

【做法】将这些原料放在一起熬煮，趁热服即可。具有祛寒宣肺作用。如果用50克粳米、10克杏仁，先将杏仁加水煮15分钟，去渣留汁，加粳米煮粥食用。

【功效】可以起到宣肺化痰的功用。

食疗方二：男性不育

【原料】白莲子60克，粳米100克。

【做法】共同洗净，蒸熟服用。每日2次。

【功效】连服15天即可起到很好的辅助治疗的作用。帮助增加精子的数量及活力，进而调节生殖系统，使得早泄、阳痿等得以调理。

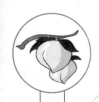

食疗方三：润肤祛斑

【原料】粳米100克、冬瓜仁50克、莲子30克、白芷10克、白糖少许。

【做法】将白芷研末，莲子去皮、去芯，粳米洗净。粳米与冬瓜仁、莲子一同下入锅中，加清水略煮几滚后，调入白芷粉共同煮至粥成，加入适量白糖，调好，即可服用。

【功效】每天1次就可以帮助养心益肾，润肤护肤，减退色素，有去斑作用。

食疗方四：解疲防困

【原料】大枣20克洗净，粳米50克淘净。

【做法】同入锅中，加适量水，煮成稠粥，粥将成时加入红糖15克，拌匀即成。分早晚食用。

【功效】此方具有补益肺脾、强壮精神之功效。适用于疲劳乏力等亚健康状态，对躯体性疲劳尤为适宜。

食疗方五：祛除口臭

【原料】粳米50克，鲜藿香30克。

【做法】将藿香洗净，放入铝锅内（一定要用铝锅），加水煎5分钟，弃渣取汁待用；再将粳米淘洗净，入锅内加水适量，置武火上烧沸，再用文火熬煮，待粥熟时，加入藿香汁，再煮一二沸即可食用。有散暑气、避恶气的作用。当然，还可以将30克鲜藿香换为30克鲜薄荷叶，煮一两沸后食用。

【功效】本方不仅可以起到令人口香的作用，还具有利咽喉的功效。

第二节
赤色心：五味之酸养

心者，脏器也，中医学认为"心为神之居、血之主、脉之宗。"在五行属火，配合其他所有脏腑功能活动，起着主宰生命的作用。古人认为心是思想的器官。描述思维和情感的成语大都与心有关联，例如：心想事成、痛心疾首、三心二意、伤心欲绝、潜心研究、良心谴责、心有灵犀……这个不难解释，《黄帝内经》云："心者，君主之官也，神明出焉。"说明心在五脏之中是坐居君主之位，是人的精神和意识的发号者。所以，养生要养心，心养则寿长。

解码心、血、脉的亲密关系

我们经常说呕心沥血、血脉相连；武侠小说中说起人练功走火入魔，会说武功伤及了他的心脉。为什么会这样说？怎么不说肝血、脾脉、心肉？

《黄帝内经》中写到"心主血脉"、"脉者，血之府也"、"诸血者，皆属于心"。明确指出心主血，血行脉中，心是主持血液运行的动力，脉管是血液运行的通道。这好比家中的自来水管道，如果把血比做自来水的话，那么自来水管道就是脉管，而阀门就是心。阀门开，自来水就顺着自来水管道流出；阀门关，自来水就不会流出。心和血脉之间的关系，主要体现在输送营养和血液循环的相互联系方面。心推动血液在脉管中运行以营养全身，而这个过程也促进了全身血液循环。这就好比自来水的阀门开了，水流到家中可以用，用完之后，水经过千难万险回到自来水厂，经过过滤等一系列过程，顺着管道流到自来水管中是一个道理。

我们心情不好，会说"她最近心气不顺"，那么，什么是心气？打个比方说一锅热油在地上放着，我们不能感觉到它有多热，但是你把手放进去，它真的很热，会把你的皮肤组织烫坏，这就是人们平时说的热能，心气和这个热能是一样的，虽然，我们看不到、摸不着，但是它确实存在。心气的盛衰，可以从血脉的改变中直接反映出来，故《黄帝内经》说："心之合脉也，其荣色也"。就是说心气旺盛，心供血的动力就大，血脉充盈，自然脉搏和缓有力；如果心气不足，心血亏少，那么，脉细弱或节律不整；再如果心血瘀阻，脉肯定是涩不畅或结块了。

心情不好，为什么会说心气不顺呢？我们还是回到中医学对心的认识中去。心为君主之官，主血脉，灌溉溪谷，内润脏腑，外养腠理；又主神志，调节精神、思维、意识，统摄脏腑功能活动，主宰全身。当人心情不好时多半是欲望没有得到满足，而心是人体欲望的源泉，欲望过多，追求过高，七情六欲剪不断、理还乱，外感六淫，特别是寒、热之邪；内伤七情，悲喜忧思，就会引起心气不顺，心情也自然不好。说一个人的眼光很高，会说"她的心气真高"大体也是这个原因。心的健康与人体健康密切相关，心气不顺就会导致机体不和，使健康受损；而欲望的驱使，常常又会使人失去理性而招致灾祸。还是拿自来水管道做个比喻，心情好的时候，就相当于自来水管道发生了热胀，管道膨胀了，就有利于血液的大量通过，所以，气血流动就少有瘀积，自然也就顺了；而如果一个人心情不好的时候，就相当于管道冷缩了，里面的气血瘀积，管道阻塞自然身体就出毛病了；当然，人不能过喜，三国里面的英雄赵子龙，在72岁大寿时因为过于高兴最后笑死了，这就相当于水流过大，导致自来水管道涨得太厉害，最后导致破裂了。

心赤宜酸，养心傍着"酸"走

常言道，民以食为天。人活着就得吃饭，但怎样吃才能养心，这里面大有讲究。饮食不仅要营养均衡，更要讲求五味调和。中医学认为，食物有酸、苦、甘、辛、咸5种基本的味道，不同食物有不同的味道。不同的味道与人体五脏各有其亲和性。《黄帝内经》中提到"心色赤，宜食酸。"就是说心脏主赤色，适宜吃五味当中的"酸性"食物。这下熟悉《黄帝内经》的人要问了，《黄帝内经》中明明说过"心病者，宜食麦、羊肉、杏、薤"，意思是说，患心病的人色赤，适宜食用麦、羊肉、杏、薤等苦味食物。还说过"心苦缓，食酸以收之"。"心主缓"， 所谓缓，即是心脏"正气虚"的现象，应以吃酸味的东西为主。"心欲软，食咸以软之，食甘以泻之"。所谓软，即是心脏"正气实"，应以吃咸、甘的东西为主。这和前面"养心宜吃酸"不是矛盾了吗？其实不然。说得是什么意思呢？

对于养心的人来说，吃酸性的食物就可以了，但是对于已经患了心脏病的人来说，总的原则是吃苦味食物，但是也要因你的症状而异。假如你的正气虚，以吃酸性的东西为主，用以补正气；假如你的正气实，要以吃咸、甘的东西为主，用咸食软化，用甘味将邪气排出。这就和我们穿的衣服会随季节的变化而变化是一个道理。夏天很热，我们会穿很少的衣服；冬天变得冷了，我们开始穿的厚了。但是这个"厚"会因人而异，比如一些老人、小孩因为抵抗力较差，会穿得比较厚一点，而成年人相对来说抵抗力较强，穿的会少一点。但是不管怎样，夏天不管大人还是小孩，都会穿得比较少，这和养心还得傍着"酸"走是一个道理。

经常听到有的人这么说"人家都说养身要养心，我明天去买个安神补心丸吃吃。"其实养心不一定要花很多钱，中医学认为："心为神主，动静从心，心为根本，心为道宗，静则心若泰然，百脉宁谧，动则血气错乱，百病相攻。" 就是说心是人的精神、理智与一切行动之主宰，养心之道在于平静，静可以养成，心静如水没有忧愁；静没有起伏、波澜，可以固元气，元气固则寿命长。但是人一旦有欲望，内心起了涟漪，则心神不定，元气开始冲散，血随着元气行走，于是百病开始侵袭，所以我们摈弃杂念，节制冲动，就没有这些乱七八糟的毛病，所以说："心静可以通神明。"每天再配以酸性食物，收敛固涩，如《黄帝内经》中写道："犬肉、麻、李、韭皆酸。"你会惊奇地发现，你的心已经变得越来越强壮、有力。

当你在满足口腹之欲、大快朵颐的时候，请摸着你的心口，问一问"今天我为我的心做过养护了吗？"

不老仙丹——芝麻

我们很熟悉这么一句谚语"丢了西瓜捡芝麻"，现在引申比喻为只着眼于无关紧要的小事，却忽略了重要得多的大事。然而，从人们的日常实际生活和保健医疗角度考察，芝麻的用途却是不少的。《黄帝内经》养心食物中的麻，就是芝麻。

现今通称的芝麻，汉代《神农本草经》称为胡麻、巨胜；唐代孟诜《食疗本草》称为油麻；宋代寇宗奭《本草衍义》称为脂麻。对于胡麻、巨胜之名，南北朝时期陶弘景较早作了解释，说它"本生大宛，故名胡麻。"并说"纯黑者名巨胜，巨者大也。"大宛是古代西域之一国名，位于费尔干纳盆地。明代李时珍综合前人的记述和自己的意见，说胡麻是"汉使张骞始自大宛得油麻种来，故名胡麻"。芝麻有很高的医用价值，据中医学古书记载，它具有补肝肾、润五肠、益气力、长肌肉、填脑髓的功效，能"治肝肾不足，病后虚弱、须发早白"，"皮燥发枯、大便燥结"，"腰膝酸痛、四肢乏力"，"言语蹇涩、步履迟缓"，"头晕耳鸣"等病症。在乌发养发方面，黑芝麻的功效更是有口皆碑。

在我国，芝麻的历史甚是久远。早在三国时，已有文字记载，《三国志·魏志》："孙权至合肥新城，满笼驰往……折松为炬，灌以麻油……"作照明燃料，那时的麻油是用石臼法或木榨法生榨芝麻而成。晋人张华《博物志》所记"煎麻油，水气尽无烟，不复沸则还冷"。以及用麻油制豆豉法"以麻油蒸讫，复暴三过乃止"的内容，是香油文化的最早记录。

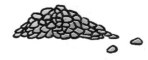

距今已有1600多年了。南北朝时，香油已广泛地用于餐饮，到了唐宋年间，香油被视为最上等的食用植物油，应用得更加广泛，其中又以小磨香油为上品。驻马店一带制作小磨香油，早在明代已有记载，到了清初，驻马店小磨香油成了宫廷供品，小磨香油生产已成规模，油坊遍及乡里，农家十之八九通磨油之技，村村有油坊，家家出"油匠"，满街叮当响，到处都是"卖油郎"，逐渐形成了香油饮食文化。

我国一些地区，在腊月二十三灶王爷上天的时候都会给灶王爷供芝麻糖，关于这个还有个传说呢！相传宋时，宰相吕蒙正从小家境贫穷，和母亲栖身于彰德府东北永和县，即现在的安阳县曹马村中间的"鸿源寺"内。寺内的长老，满腹经纶。且有一手做风味小吃的绝技，用黄米、小麦、芝麻为原料制成香甜酥脆的芝麻糖。吕蒙正家虽一贫如洗，但他天资聪颖，勤奋好学，所以深得长老器重。长老不仅每天教他读书识字，吟诗作赋，还常赏些芝麻糖让他母子品尝。

腊月二十三"祭灶"这日，人们都在忙着送"灶君爷"上天。吕蒙正从外要饭回来，母亲对他说："儿呀，'灶君爷'一年到头跟着咱挨饿，在他上天时，拿什么给他吃好呢？"吕蒙正突然想起前几天长老送他娘俩的芝麻糖，赶紧供到"灶君爷"像前，这"灶君爷"看到这香甜酥脆的芝麻糖，便贪馋地吃起来，不小心粘住了嘴。待他返回天宫，大帝询问时，他欲说但张不开口，只是一味点头。大帝以为"灶火之神"连连称赞吕蒙正人品，于是就颁旨降福，赐官仕于吕蒙正。

第二年，吕蒙正果然居天下数百名举子之冠，考中状元。他为报答长老教育接济之恩，扩修寺院，并拨黄米、小麦各500担，芝麻100担，让长老广授芝麻糖制作技艺，作为当地百姓谋生之本。一时，芝麻糖作坊遍及全村。每年腊月二十三"祭灶"之日，百姓也纷纷效吕蒙正用芝麻糖供奉"灶火之神"，祈求大帝降瑞赐福。这样，世代沿袭，流传至今。传说终究是传说，但是这个故事也从侧面反映了芝麻的香甜味美，下面介绍几个用芝麻做的食疗方剂。

食疗方一：补肾生发方

【原料】黑芝麻25克，黄精25克，枸杞子25克，大米100克。

【做法】共煮粥，早晚分2次吃。

【功效】用于肾虚血亏引起的须发早白、脱发不生。

食疗方二：延缓衰老方

【原料】芝麻、蜂蜜（蜂蜜食品）各1000克，茯苓200克。

【做法】将芝麻即1日内蒸3次晒3次，重复3天即可完成。即九蒸九晒；茯苓洗净去皮晒干，共为细末，以蜂蜜炼熟，瓷器密贮备用，每日早晚各服1匙，或蒸蛋、煮蛋、冲开水均可。

【功效】具有补肝益肾、滋润五脏、渗湿利水、宁心安神的功效。适用于中老年人食用。据说此方为一代文豪苏东坡的养生方剂。

食疗方三：养血填髓方

【原料】黑芝麻50克，莲子100克，先泡4小时，猪心或羊心2个。

【做法】猪心或羊心洗净切块，慢火共炖，酌加调料当菜吃。

【功效】用于病后体虚、精血不足引起的头晕耳鸣、腰膝酸软、失眠健忘等症。

第三节

黄色脾：五味之咸养

脾乃脏器，中医学认为，脾主升，具有运化水谷、水湿之功，并能统摄血液，脾主运化水谷精微，为人身气血生化之源，故被称为"仓廪之官"、"后天之本"。什么是仓廪？所谓"仓廪"，"仓"是指专门藏谷的场所，"廪"是指专门藏米的场所。古代有"仓廪实而知礼节，衣食足而知荣辱"的说法，可见脾作为"仓廪之官"，对我们的意义非凡。

 一气相投，正说脾、气、胃

古人认为脾是人的五味饮食生化的源泉，也是提供脏腑器官和全身营养的"粮仓"，是人生活的"后天之本"，所以提起脾，我们会想到这些和性格有关的词语，如：脾气秉性、脾气暴躁、脾胃相投、脾胃不和……而这些词语也暴露出脾爱与气、胃待在一起。

先来说一下脾和胃！

中医学认为人体有五脏六腑，按五行阴阳学说，认为脏为阴，腑为阳，那么脾属脏属土为阴，胃属腑属土为阳；土是生化万物的，胃气主降，在消化功能上主要和脾气相配合。胃主受纳，在食物的消化过程中，当水谷进入人体后，胃负责接受和容纳。在整个消化道中，胃腔容量较大，有"水谷之海"之称。当胃接受水谷后，脾主运化，把消化吸收的水谷精微输送到其他脏腑器官、四肢百骸，这就是所谓的"脾居中央，灌溉四旁"。胃气以下降为顺，把初步经过消化的饮食（包括食物残渣）继续推向下行。这就好比我国第一长河——长江，接受着天上降下来的雨水，雪山上融化的雪水，地下水位高涨时涌出地表的水……而著名的三峡水利枢纽屹立在长江上，它经过一系列的运转，把水能转化为电能，又把电输送给大半个中国，长江的水流经过三峡呼啸而去，奔向大海。

脾气主升，胃气主降，消化饮食主要就是脾胃协调升清降浊的过程。脾为阴土，胃为阳土。胃燥脾湿相互协调，饮食乃能消化。虽然脾和胃一个主升，一个主降；一个为阴土，一个为阳土；一个湿，一个燥；看似矛盾，但是它们在配合食物的吸收消化上可是默契得很。于是，后来比喻对事物爱好、憎恶的习性，我们经常会用"从一个鼻孔出气"来形容两个人亲密的关系，其实这句话用来形容脾与胃也是相当合适的。

再来说说脾和气。说到脾和气，就不得不说脾和肺，为什么？脾吸收水谷幻化出气血，而肺是气的"交通枢纽"。

中医学认为：肺为主气之枢，脾为生气之源，气的虚衰与脾的运化功能密切相关。肺主气，脾益气，两者相互促进，形成后天之气。脾主运化，为气血生化之源，但脾运化生的水谷之气，必赖肺气的宣降方能输布全身。而肺所需的津气，要靠脾运化水谷精微来供应，故脾能助肺益气。所谓《薛生白医案》中写道："脾为元气之本，赖谷气以生；肺为气化之源，而寄养于脾者也"。所以，何梦瑶在《医碥》中这样说："饮食入胃，脾为运行其精英之令，虽曰周布诸脏，实先上输于肺，肺先受其益，是为脾土生肺金，肺受脾之益，则气益旺，化水下降，泽及百体。"所谓肺为主气之枢，脾为生气之源，就是肺与脾在气的生成和输布方面的相互作用。这就好比水厂必须通过水管才能把水输送到千家万户。如果脾失健运，则水液停聚，就会酿湿生痰。这和水厂坏了，水管会生锈是一个道理。

食性，养脾多吃咸性少吃盐

中国人说："民以食为天"，从身体健康来讲，饮食是健康的基础，要合理膳食，中医学认为"药食同源"，不同性味的食物即可以治疗不同的疾病。《黄帝内经》中明确写道："脾色黄，宜食咸。"说的就是脾主黄色，想养脾就得吃咸性的食物。按照中医学理论，咸属水归肾经，为什么养脾要用咸性的食物呢？

怎么理解呢？这就得要说说肾与脾的关系。

脾与肾是相互滋养、相互依赖的。脾脏运化水谷以供应肾的日常需求，而肾在脾脏功能虚弱的时候，也会反过来滋养脾脏。肾中之真阳是脾脏功能正常发挥的根本。相信大多数北方人都会有这样的经历：以前冬天的时候，没有电热毯，也没有暖气，就睡在土炕上。这种炕是最舒服的了，因为炕下面有火，等火熄灭了，炕也是热乎乎的。这种舒服惬意的感觉，不是电热毯所能比得上的。脾与肾的关系就好像这火与炕的关系。我们想养脾的时候，吃咸性的食物归入肾，肾会在脾虚弱需要营养的时候反哺脾，这又和"乌鸦反哺"有着异曲同工之处。哪些食物属于咸性的呢？《黄帝内经》曰"大豆、豕肉、栗、藿皆咸"。

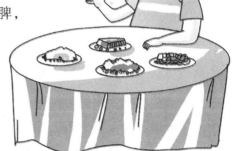

但是咸味的食物也不能多吃，尤其是老人，老人养生应该以清淡的食物为主。说到老人养生，就不得不提一下揉腹，即用手来回搓擦"介于胸和骨盆之间，包括腹壁、腹腔及其内脏"的一种养生保健法。中医学认为：腹为人体"五脏六腑之官城，阴阳源"。《脾胃论》说：由于劳役过度致脾胃失之健运，脏腑经络，四肢百骸，短其滋养，形成内伤。《医宗必读》也说："脾（胃）为后天之本。"认为脾胃居中，喷灌四方，为心、肺、肝、肾四脏的给养源，负责主运化水谷精微和统摄精血神液来充养敷布全身，令五脏六腑常壮无恙。通过揉腹，既可以调理脾胃，通和气血，培补神元，又可以"通和上下，分理阴阳；去旧生新，清脾化痰；敷养肾精，充实五脏；驱外感之诸邪，清内伤之百症"。

养脾，豆制品"臭"名在外

大豆原产于中国，据推算，我国种植大豆已有4700多年的历史。我国许多古书上曾称"大豆"为"菽"，《诗经》中就有："中原有菽，庶民采之"的记载；西晋杜预对菽字注释："菽，大豆也"；秦汉以后就以"豆"字代替"菽"字了。用大豆做的食品很多，有豆浆、豆腐脑，当然不能忘记了口感滑腻、洁白如玉的豆腐。提起豆腐，连日本人都说"中国是豆腐的'师傅之国'"。

1963年，中国佛教协会代表团到日本参加鉴真和尚逝世1200周年纪念活动。当时，居然有许多日本从事豆制品业的头面人物也参加了。据说，他们之所以参加纪念活动，是为了感谢鉴真东渡时把豆腐的制法带到日本。引人注目的是，这些参加者手里都提着装满各种豆制品的布袋，布袋上还写着"唐传豆腐干，淮南堂制"字样。说起这淮南堂，其实是中国淮南一家豆腐坊。取这个名字，据说是为了纪念豆腐的发明人——汉代淮南王刘安。堂堂淮南王怎么会发明豆腐呢？原来刘安讲求黄老之术，在淮南朝夕修炼。陪伴他的僧道，常年吃素，为了改善生活，就悉心研制出了鲜美的豆腐，并把他献给刘安享用。刘安一尝，果然好吃，下令大量制作。这样，豆腐的发明权就记在淮南王刘安的名下了。传说刘安后来在八公山"升天"，山上修建了淮南王刘安庙，"八公山豆腐"也因此而名扬天下。

且不去讨论豆腐是不是真的可以长生不老，中医学记载：大豆者，性平，味甘，无毒；入脾、胃、大肠经。可以益气养血，健脾宽中，润燥行水，通便解毒。主治腹胀羸瘦、疳积泻痢、胃中积热、水肿胀痛、小便不利、妊娠中毒、痛疮疖痈等病症。常食者，能增强体质，健美肌肤，所以，我们经常会说"豆腐房里出西施"。人们根据豆腐又制作了不少美味佳肴，其中有我们的最爱——臭豆腐，臭豆腐质地软滑，散发异香。先人赞誉云："味之有余美，玉食勿与传"。它不仅有很高的营养价值，而且有较好的药用价值。古医书记载，臭豆腐可以寒中益气，和脾胃，消胀痛，清热散血，下大肠浊气。臭豆腐又以北京王致和的为上。其实王致和发明臭豆腐也是被逼的，或者说天无绝人之路。

清代康熙年间，一个名叫王致和的人，在北京前门外延寿街开了一家豆腐坊。一年夏天，王致和因要给儿子娶媳妇，急等着用钱，就让全家人拼命地多做豆腐。说也不巧，做得最多的那天，来买的人却最少。大热的天，眼看着豆腐就要变馊。王致和非常心疼，急得汗珠直滚。当汗珠流到嘴里，一股咸丝丝的味儿，忽然使他想到了盐。他怀着侥幸心理，端出盐罐，往所有的豆腐上都撒了一些盐，为了减除馊味，还撒上一些花椒粉之类的调料，然后把它们放入后堂。过了几天，店堂里飘逸着一股异样的气味，全家人都很奇怪。还是王致和机灵，他一下子想到发霉的豆腐，赶快到后堂一看：呀，白白的豆腐全变成一块块青方！他信手拿起一块，放到嘴里一尝，大呼："我做了一辈子豆腐，还从来没有尝过这样美的味道！"王致和喜出望外，立刻发动老婆孩子，把全部青方搬出店外摆摊叫卖。摊头还挂起了幌子，上书："臭中有奇香的青方"。市人从未见过这种豆腐，有的出于好奇之心，买几块回去；有的尝过之后，虽感臭气不雅，但觉味道尚佳。结果一传十，十传百，不到一上午，几屉臭豆腐便售卖一空。消息传进皇宫，勾起康熙的馋虫来。一日，他半夜用膳，忽然要吃小窝头就臭豆腐，立即遣人到王致和豆腐店买青方。自那以后，王致和的臭豆腐名气大振，买卖也越发兴隆了。下面便介绍几个关于大豆的食疗方。

食疗方一：小儿风寒感冒方

【原料】香菜（即芫荽）30克，大豆10克，食盐少许。

【做法】取新鲜香菜30克洗净；黄豆10克洗净后放入锅内，加水适量，煎煮15分钟后，再加入新鲜香菜30克同煮15分钟后即成。去渣喝汤，一次或分次服完，服时加入少量食盐调味，每天1剂。

【功效】可以扶正祛邪，治疗风寒感冒。

食疗方二：海藻昆布汤

【原料】海藻、昆布各30克，木耳15克，黄豆200克。

【做法】共炖煮，加少量调味品后服食。

【功效】冠心病合并高脂血症、高血压者可常服食。

食疗方三：大豆红糖汤

【原料】黑大豆、红糖各30克。

【做法】先将黑大豆泡发，与红糖同煎汤服用。

【功效】主治月经不调。

 全身都是宝，猪肉的养脾经

豕即为猪。中医学认为，猪肉性味甘、咸、微寒、无毒，归入脾、肾经。具有滋养脏腑、滑润肌肤、补中益气的功效。《本草备要》指出："猪肉，其味隽永，食之润肠胃，生津液，丰肌体，泽皮肤，固其所也。"《随息居饮食谱》中也写到，猪肉"补肾液，充胃汁，滋肝阴，润肌肤，利二便，止消渴"。猪全身都是宝，猪肝，能养血补肝，明目去翳，患夜盲、目暗、浮肿、萎黄等疾病者可常食之。猪皮，性味甘凉，含有胶质成分，能营养肌肤，将猪皮煮熟成冻子食之，能使人皮肤光洁细腻。猪胰，若治白癜风，可用猪胰1具，酒浸1小时，饭上蒸熟食用。猪蹄性味甘咸平，有补血、通乳的作用，可用于产后乳少、痈疽、疮毒等症。

我们很早就有了饲养猪的历史，在西安半坡、河南新郑裴李岗、浙江余姚河姆渡等新石器时代遗址中，发掘出距今六七千年前家猪的骨骼，而在广西桂林甄皮岩墓葬中出土的家猪的猪牙和颌骨，距今已9000余年，这说明我国的养猪业已有近万年的历史了。殷墟出土的甲骨文中已有"豕"的象形字，西周时，最早的诗歌集《诗经》中有关于猪的诗歌："执豕于牢，酌之用匏"、"言私其豵，献豣于公"。《易经》中已经记载被阉割过的猪"犐豕之牙吉"，是说阉割过的猪，性情变得温顺，虽有牙也不为害。用猪肉做的菜也很多，较著名的有"东坡肉"。

东坡肉顾名思义就是苏东坡发明的。宋代苏东坡名列唐宋八大家，不管琴棋书画都独树一帜。就是在烹调艺术上，他也很有造诣。当他触犯皇帝被贬到黄州时，常常亲自烧菜与友人品味，苏东坡的烹调，以红烧肉最为拿手。他曾作诗介绍他的烹调经验："慢著火，少著水，火候足时它自美。"不过，烧制出被人们用他的名字命名的"东坡肉"，据传那还是他第二次回杭州做地方官时发生的一件趣事。

那时西湖已被葑草淹没了大半。他上任后，发动数万民工除葑田，疏湖港，把挖起来的泥堆筑了长堤，并建桥以畅通湖水，使西湖秀容重现，又可蓄水灌田。这条堆筑的长堤，改善了环境，既为群众带来水利之益，又增添了西湖景色。后来形成了被列为西湖十景之首的"苏堤春晓"。当时，老百姓赞颂苏东坡为地方办了这件好事，听说他喜欢吃红烧肉，到了春节，都不约而同地给他送猪肉，来表示自己的心意。苏东坡收到那么多的猪肉，觉得应该同数万疏浚西湖的民工共享才对，就叫家人把肉切成方块块，用他的烹调方法烧制，连酒一起，按照民工花名册分送到每家每户。他的家人在烧制时，把"连酒一起送"领会成"连酒一起烧"，结果烧制出来的红烧肉，更加香酥味美，食者盛赞苏东坡送来的肉烧法别致，可口好吃。众口赞扬，趣闻传开，当时向苏东坡求师就教的人中，除了来学书法的、学写文章的外，也有人来学烧"东坡肉"。后农历除夕夜，民间家家户户都制作东坡肉。相沿成俗，用来表示对他的怀念之情。

闲话少叙，介绍几个实用食疗方剂，供参考。

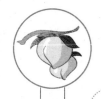

食疗方一：板栗烧肉

【原料】板栗250克（去壳皮），猪瘦肉500克切块，加食盐、生姜、豆豉适量。

【做法】红烧煮熟，分顿佐餐食用。

【功效】有润燥、化痰、和胃作用。适用于肺燥久咳、痰少之气管炎。

食疗方二：十全大补汤

【原料】猪肉500克，墨鱼50克，猪肚50克，猪杂骨适量，药袋1个（内装熟地黄、当归各15克，党参、炙黄芪、炒白术、茯苓、酒白芍各10克，炒川芎、炙甘草各6克，肉桂3克）。

【做法】同放入锅内，再加水、生姜、花椒、料酒、食盐各适量，置大火上煮沸后，再用小火煨炖，煮至猪肉熟烂时，捞起切成条，再放回汤中，捞出药袋不用。食用可加少许味精，食肉喝汤，早晚各服1碗，分数日服。

【功效】此汤有气血双补作用。适用于气血俱虚或久病体虚、面色萎黄、精神倦怠、腰膝乏力等症。

食疗方三：黄精炖肉

【原料】猪瘦肉150～250克，黄精30～60克。

【做法】切片洗净，同放入碗内，放适量食盐、生姜、料酒调味，加适量开水置于锅中隔水蒸熟食用。

【功效】有滋阴补血、补中气、润心肺作用。适用于病后体虚、失眠、肺结核等症。

第四节

白色肺：五味之苦养

肺，亦为脏器也。中医学对肺有这样的说法：肺位于胸腔，上连气道，喉为门户，开窍于鼻，为气体出入的器官，在人体脏腑之中位置最高，故称肺为"华盖"。什么是华盖？华盖原指古代帝王所乘车子的伞形遮蔽物，在此引申为肺的位置最高。人体气机的运行与大自然气的运行一样。喜马拉雅山上为什么终年积雪？就是因为它海拔很高，地气上升后在这里凝聚成了雨雪。高山流水，有多高的山就有多长的河流，喜马拉雅山是世界上最高的山，它孕育了最长的两条河——长江和黄河。肺是人体内的喜马拉雅山，它居五脏六腑的最高位，负责气的宣发肃降，使气不断地转化，通达全身。所以，中医学有"肺为水之上源"一说。

 肝木肺金，说说心肺讲讲肝

提到肺，很容易想到和肺有关的一些说法。比如形容一个人的心肠异常凶恶、狠毒，我们会想到"狼心狗肺"；又如说一个人写作刻意锤炼，会用"雕肝琢肺"；看见一个没有心眼儿的人，我们会说"你看他没心没肺的"；形容一个人把别人的好意当做坏心，我们会用"好心当成驴肝肺"……细心的你不难发现，提起肺，大多与肝和心有联系，这是为什么？

先来说说肺与心。

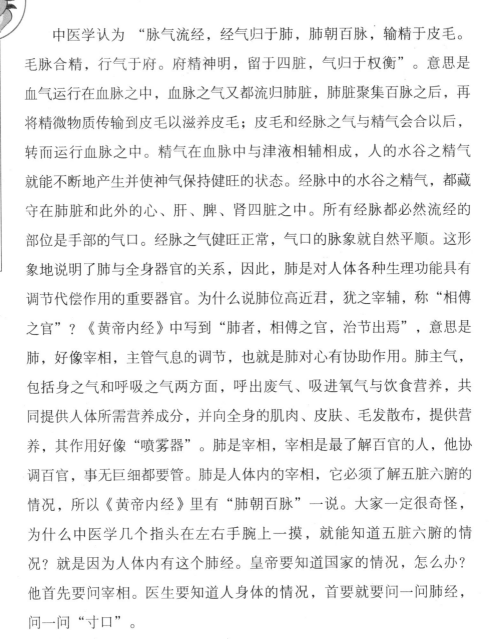

中医学认为"脉气流经，经气归于肺，肺朝百脉，输精于皮毛。毛脉合精，行气于府。府精神明，留于四脏，气归于权衡"。意思是血气运行在血脉之中，血脉之气又都流归肺脏，肺脏聚集百脉之后，再将精微物质传输到皮毛以滋养皮毛；皮毛和经脉之气与精气会合以后，转而运行血脉之中。精气在血脉中与津液相辅相成，人的水谷之精气就能不断地产生并使神气保持健旺的状态。经脉中的水谷之精气，都藏守在肺脏和此外的心、肝、脾、肾四脏之中。所有经脉都必然流经的部位是手部的气口。经脉之气健旺正常，气口的脉象就自然平顺。这形象地说明了肺与全身器官的关系，因此，肺是对人体各种生理功能具有调节代偿作用的重要器官。为什么说肺位高近君，犹之宰辅，称"相傅之官"？《黄帝内经》中写到"肺者，相傅之官，治节出焉"，意思是肺，好像宰相，主管气息的调节，也就是肺对心有协助作用。肺主气，包括身之气和呼吸之气两方面，呼出废气、吸进氧气与饮食营养，共同提供人体所需营养成分，并向全身的肌肉、皮肤、毛发散布，提供营养，其作用好像"喷雾器"。肺是宰相，宰相是最了解百官的人，他协调百官，事无巨细都要管。肺是人体内的宰相，它必须了解五脏六腑的情况，所以《黄帝内经》里有"肺朝百脉"一说。大家一定很奇怪，为什么中医学几个指头在左右手腕上一摸，就能知道五脏六腑的情况？就是因为人体内有这个肺经。皇帝要知道国家的情况，怎么办？他首先要问宰相。医生要知道人身体的情况，首要就要问一问肺经，问一问"寸口"。

再简单地来说说肺和肝。

肺与肝的相互关系，主要表现在气机之升降方面。肺位于膈上，主肃降应秋气，其气以下降为顺；肝位于下焦，主升发，应春气，其气以上升为顺。肝升肺降，相反相成，维持人体气机的调畅，是谓"肝升于左，肺降于右"。如《医碥·五脏生克》说："气有降则有升，无降则无升，纯降则无升。何则？浊阴从肺右降，则胸中旷若太虚，无有窒塞。清阳则以从肝左升，是谓有降有升。"若肝失疏泄，气郁化火，或肝升太过，气火上逆，均可循经上行，灼伤肺津，导致肺清肃失常，出现胁痛易怒、干咳或痰中带血，此谓"木火刑金"，或曰"肝火犯肺"。反之，肺失清肃，燥热下行，亦可影响至肝，导致肝失条达，疏泄不利。而在咳嗽的同时，可兼见胸胁胀满引痛、眩晕头痛、面红目赤等症。

 良食苦口利于肺

我们经常说：人活一口气。人活着就得呼吸，而肺主管气息的调节，可见肺的重要性，该怎么养护肺？每个人都能说出一堆，比如呼吸新鲜空气，保持室内的空气流通，保持正常的体形，挺胸收腹，锻炼身体，不抽烟，克服不良嗜好。从饮食的角度谈呢？吃什么食物有利于肺呢？《黄帝内经》中这样说："肺色白，宜食苦。"意思是肺脏主白色，适宜吃苦性的食物。苦味可入心经而降泄心火，心火去而神自安，一年四季适当吃些苦味食物，对延年益寿都大有益处。

什么是苦味的食物呢？《黄帝内经》中说"麦、羊肉、杏、薤皆苦"。当然苦味食物也不能吃得太多，我们在选择食物时，必须五味调和，这样才有利于身体健康。若五味过偏，会引起疾病的发生。《黄帝内经》就已明确指出："谨和五味，骨正筋柔，气血以流，腠理以密，如是则骨气以精，谨道如法，长有天命。"说明五味调和得当是身体健康、延年益寿的重要条件。要做到五味调和，浓淡适宜。注意各种味道的搭配，酸、苦、甘、辛、咸的辅佐，配伍得宜，则饮食具有各种不同特色。《黄帝内经》认为人们任意择食，导致"饮食自倍，肠胃乃伤"。因此指出："多食咸，则脉凝泣而变色；多食苦，则皮槁而毛拔；多食辛，则筋急而爪枯；多食酸，则肉胝而唇揭；多食甘，则骨痛而发落。此五味之所伤也。"即咸味的东西吃多了，会使流行在血脉中的血瘀滞，甚至改变颜色；苦味的东西吃多了，可使皮肤枯槁、毛发脱落；辣味的食品吃多了，会引起筋脉拘挛、爪甲干枯不荣；酸的东西吃多了，会使肌肉失去光泽、变粗变硬，甚至口唇翻起；多吃甜味食品，能使骨骼疼痛、头发脱落。这就是五味偏失给身体所带来的损害。

北方麦子养出北方汉子

小麦是中国北方人民的主食，自古就是滋养人体的重要食物。《本草拾遗》中提到："小麦面，补虚，实人肤体，厚肠胃，强气力。"性凉，养心安神，除烦，益气，除热，止汗。治心神不宁，失眠，治自汗，盗汗，骨蒸劳热，妇女脏躁，烦躁不安，精神抑郁，悲伤欲哭。《本草再新》把它的功能归纳为4种：养心，益

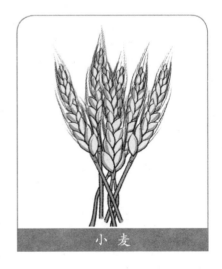

小麦

肾，和血，健脾。《医林纂要》也概括了它的四大用途：除烦、止血、利小便、润肺燥，对于更年期妇女，食用未精制的小麦还能缓解更年期综合征。

说到面，那就不得不提到饺子，它是过年时的团圆饭。提起过年，许多人想到的都是一家人围在一起包饺子。饺子是年夜饭桌上必不可少的。尤其是在中国北方，包饺子、吃饺子，已经成为大多数家庭欢度除夕的一个重要活动。俗话说："大寒小寒，吃饺子过年。"过年，是中国人一年一度最隆重的节日。为了过好年，旧时农家一进腊月的门槛，就开始忙年。从腊月二十三，俗称"小年"的时候起，就进入了过年的倒计时，张彩灯、贴对联、打扫庭院，准备迎接远方的亲人，过个团圆年。到了大年三十的晚上，最重要的活动就是全家老小一起包饺子。

根据文献记载，春节时候吃饺子这种习俗至迟在明代已经出现。尤其值得注意的是，到了清代，这种习俗已经非常广泛，已经把它固定下来。这种习俗和中国古代的计时法有关系，中国古代用十二地支来记录每一天的时间。就把每一天分为十二个时段，那么每天开始在子时，子时相当于半夜二十三点到一点这个时间，那么到了每年的年底，年三十的时候，就不仅是新旧两天的更替，而是新旧岁的更替，中国人管它叫"交子"。中国人非常注意界限，尤其是辞旧迎新这个界限，那么在这个时候，应该搞一些仪式来祈求来年的吉祥如意，所以中国人才慢慢形成在春节、在大年初一、在交子这个时刻吃饺子这么个习俗。

你经常听人说："北方汉子"。经常听说关东汉子、山东汉子、西北汉子、河北汉子、天津汉子。北方人叫汉子还有一个原因，是北方人身材一般比南方人高大。北方人为什么高大？据说是吃面吃出来的，南方人吃米。西方人吃面，因而高大；同属一个种族的印度人吃米，相对就矮一些。南方人与日本、东南亚一带吃米的民族相近，而北方人则与西方欧美人相近。北方人跑到国外，天天吃面包不会觉得有什么腻歪。南方人就不行，非弄点米吃吃不可。以前北方供应大米有限，所以来北方工作的南方人最受不了的就是吃不惯。南方人认为面只能拿来做点

第四章 五味食养

心，永远吃不饱。北方人则认为吃大米既奢侈，也不顶饿，有"三十里糕，四十里面"的说法。北方的糕是米糕，吃了跑三十里就没劲了；吃面才跑得远，要跑四十里才蔫。

主食的不同，造成了整个饮食结构以及吃法的巨大差异。北方人喜欢大块吃肉，大碗喝酒；南方人要把肉切得细细的，煨得烂烂的，炒得嫩嫩的，把酒烫得温温的。南方人喜欢吃青叶子菜，几天不吃就排不出大便；北方人无所谓，光吃肉也能排大便。北方人喜欢吃饺子，这是他们对中国饮食的最大贡献。南方人喜欢吃馄饨。饺子用醋蘸蘸就行了，一口一个。馄饨要汤碗、调料齐全，一口只咬半个。南方人喜欢吃葱，北方人喜欢吃蒜；南方人吃泡菜，北方人吃咸菜；南方人吃辣椒是为了祛湿，北方人吃辣椒是为了驱寒。

总的来说，北方饮食粗糙，而南方做工精细。八大菜系，南边占了绝大部分，流派纷呈，只给北边剩下京菜、鲁菜两个系，严格说来，还是为了保留北方人的粗犷风格才给划出来的，根本不能与川菜、湘菜、粤菜、淮扬菜相匹敌。南方人到北方开餐馆，是丰富和弘扬民族的食文化；北方人到南方开餐馆，不过是让鲜活玩艺儿吃腻了的乡亲们别忘了家常口味。但是不管怎么样，不管南方人还是北方人都是咱实实在在的中国人。好了，话不多 说，随即附上几个食疗方剂。

食疗方一：脾肾不足

【原料】黑豆30克，浮小麦30克，莲子7个，黑枣7个。

【做法】上述4味同煮汁，去渣，冰糖调味，代茶饮。每日1剂，不拘时频饮。

【功效】可健脾补肾，对老年性痴呆症有很好的治疗功效。

食疗方二：浮麦羊肚汤

【原料】浮小麦30克，羊肚150克，白糖适量。

【做法】将羊肚洗净，与浮小麦加水同煮至羊肚熟后，去渣取汁，加白糖适量饮服，每日1剂，连续5～10天，羊肚可取出佐餐服用。

【功效】本方益气敛汗，适宜于溃疡日久、胃脘隐痛、体虚自汗等。

肉中人参——羊肉

羊为六畜之一，早在母系氏族公社时期，生活在我国北方草原地区的原始居民，就已开始选择水草丰茂的沿河沿湖地带牧羊狩猎。汉代许慎释字义说："美，甘也。从羊从大。羊在六畜主给膳。"明末清初屈大均套许慎的模式，在《广东新语》中说："东南

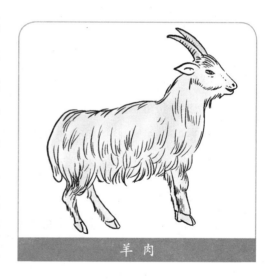

羊 肉

少羊而多鱼，边海之民有不知羊味者，西北多羊而少鱼，其民亦然。二者少而得兼，故字以'鱼'、'羊'为'鲜'。"自古以来，我们的祖先就非常重视羊，中国是礼仪之邦，礼仪之"仪"镶入了"羊"字。在古代，羊不仅是供膳的，羊又是祭祀的祭品，"祥"字的"示"部表示"祭桌"。商周前无论是最隆重的祭祀"大牢"中的三牲，还是不用牛

的祭祀"少牢"，都要有羊。供祭祀的三牲必须是纯色的，专供祭祀的纯色的牛称"牺"。"牲"字里也有"羊"，羊是为中华民族的进步作"牺"、"牲"。

用羊做的美食让人垂涎三尺，唐以后，羊肉的吃法越来越多。至明末清初，发展有"全羊席"。

"全羊席"席面设茶而不设酒。这种"全羊席"分早、中、晚三席，每席都是先上茶点，然后上饭点、菜肴，每席二十七个菜，最后上汤。后来发展到宫廷，宫廷中的"全羊席"是在以上的基础上，仿"满汉全席"的格局。宫廷"全羊席"最多为七十二道菜，除必备四干、四鲜果外，席首要摆羊头，头面朝外（向下看），以示开席。席尾要以同样的方法摆放羊尾，以示终席。

古时"全羊席"，要求根据羊体头、脖、颈、上脑、肋条、外脊、磨档、里脊、三岔、内腱子、腰窝、腱子、胸口、尾部等13个部位及内脏分档取料，用各种方法烹饪，必须"无往而不见羊"，而且要"味各不同"，用羊而每道菜都不见羊，而且菜名也不准露羊，如羊耳的耳梢称"顺风旗"，羊眼叫"凤眼珍珠"，排骨叫"文臣虎板"……

除了"全羊席"，还有烤肉，吃烤肉只用西口羊后腿和上脑两个地方的肉，切成的肉片要求宽二至三厘米，长七至十厘米，厚度要半透明。烤肉铺子，在一张大圆桌上放一口大铁锅，锅沿放一铁圈，上面放铁条炙子。铁圈留一火口，以便投入木柴。木柴选用松塔、松柴与柏木。烤肉时，肉片用佐料搅拌后，放在炙子上，可自己拿六七十公厘米的筷子，待肉片烤至金黄便夹出蘸食。蘸食的佐料有卤虾油、高酱油、大蒜末、辣椒油等。大锅旁，一般可围十数人，也别有一番情趣。清道光年间诗人杨静亭就著有这样的诗句："严冬烤肉味堪饕，大酒缸前围一遭。火炙最宜生嗜嫩，雪天争得醉烧刀。"

当然羊除了味道鲜美之外，也有很高的药用价值。《本草纲目》载其功用："羊肉能暖中补虚、补中益气、开胃健力，治虚劳恶冷、五劳七伤。"金人李杲说：羊肉有形之物。能补有形肌肉之气，故曰"补可去弱。人参羊肉之属人参补气，羊肉补形。凡味同羊肉者，皆补血虚益阳生则阴长也。"隋朝名医巢元方诊治开河都护麻叔谋之病认为是风入腠理，病在胸臆，须用嫩肥羊，掺入中药蒸熟食下则愈。麻叔谋依方配药蒸而食之，药未尽而病愈。羊肉性温，入脾肾经，有益气补虚、温中暖下之功效，因而可用于虚痨羸瘦、腰膝酸痛、产后虚冷、腹痛、寒疝、中虚反胃等病症的治疗，有三高症的人应注意不可多食。下面介绍几个食疗方剂。

食疗方一：治阳痿、性欲减退

【原料】肉苁蓉30克（切片），羊肉100克，粳米 100克，生姜3片。

【做法】将肉苁蓉放入锅内煮1小时，捞去药渣，再放入羊肉、粳米、生姜，同煮粥，熟时加入适量油盐调味食用。

【功效】有益肾壮阳、补精养血、润肠强身作用。适用于肾虚阳痿、腰膝酸软、性欲减退、大便干燥、面色灰暗等症。

食疗方二：治病后或产后气血虚弱

【原料】羊肉250克（切块），党参30克，黄芪30克，当归25克，生姜20克。

【做法】将党参、黄芪、当归洗净，用干净纱布包裹，同羊肉、生姜放入锅内，加适量清水煮羊肉至熟烂，调味食用。

【功效】有补气养血、强身壮体之功效。也用于营养不良、贫血、手足冷等症。

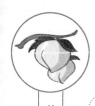

食疗方三：冬令补品——附子烧羊肉

【原料】羊肉0.5～1千克，熟附子片30～60克，甘草、当归各10克，八角、桂皮、食盐、生姜各适量。

【做法】同放锅内加水用小火焖熟食用。

【功效】适用于老年人体虚怕冷、腰酸腿软、夜多小便、小便频数、易感冒、风寒咳嗽等阳虚病者。健康人食用，有保健强身之功。注意：发热、咽痛、肝炎、风热咳嗽、风热感冒等热性病人不宜食用。

食疗方四：当归生姜羊肉汤

【原料】羊瘦肉1000克，生姜60克。

【做法】羊瘦肉切块，生姜先放入油锅内略炒片刻，倒入羊肉块共炒，炒至血水干后加入适量水，放入当归100克（用纱布包好），适量食盐调味，用小火焖煮至熟，分数次食用。

【功效】有温中补血、调经祛风作用。可治妇女月经不调、血虚经少、血枯经闭、痛经、经期头痛、乳胀、子宫发育不良、胎动不安、习惯性流产、产后腹痛、血虚头晕、面色苍白等症。

第五节

黑色肾：五味之辛养

肾者，亦为脏器也。《黄帝内经》说："腰者，肾之府。"中医学认为："肾者，主蛰，封藏之本，精之处也。其华在发，其充在骨。"意思是肾脏主管人真气的蛰伏，是阳气内藏的根本，是精气所处的地方。它的精华表现在头发上，它所充养的对象是骨骼。由于肾藏先天之精，为脏腑阴阳之本，生命之源，故称肾为"先天之本"。

 防肾亏，淫色为破骨之斧锯

中医学主张，肾藏精。就是说无论是先天之精还是后天之精都藏于肾，肾的作用是对精的封藏，称为封藏之本。肾精关系着人的生命全过程，包括生长、发育及生殖。肾精还产生一种叫做天癸的东西，影响人的生殖能力；肾还主髓，髓生脑，从而影响人的大脑功能。所以保养肾精至关重要。

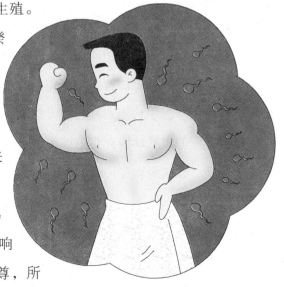

我们都知道，肾对男人来说非常重要，它影响了一个男人的生活与自尊，所

以男人该怎么样养肾呢？对肾精的保养主要是节欲，因为肾精的封藏与否和寿命衰老有着极为密切的关系，所以一定要节欲。封建帝王养尊处优，保养条件是最好的，为什么还短寿？就是因为三宫六院、数千嫔妃耗尽了他们的肾精。纵欲过度、房事过频的人屡感头昏、大脑迷糊，为什么？因为脑髓产生于肾，肾精亏耗，当然大脑虚空、精力不足。人的骨髓也来源于肾精，所以不注意肾精保养的，易发生骨折、骨裂，中国古代有一句话叫做："淫声美色，破骨之斧锯也"。难道不是纵欲者的警讯吗？

女人也需要养肾。人的"面子"问题何其重大，爱美之心何其尊贵！尤其是女性，这似乎是天性使然。现代人关注美容，多数只注重皮肤、毛发表面的现象，很少顾及这些问题背后脏腑功能发出的警告。肤色不好有化妆品救驾，嘴唇颜色暗淡有口红唇彩，皮肤有斑、痘用遮瑕笔。各种保养品畅销，越贵越有人买，用了后就离不开，因为很多都是用的时候可以改善一点，停了以后很快就反弹，于是爱美人士都成了护肤、保养品"忠实"的顾客，无论心理还是生理都成瘾了。为何用了就离不开，有谁想过这个问题？皮肤是你整个身体状况好坏的镜子。只用名贵的清洁剂、保养液护理清洁镜子的表面而不对它内部的功能进行维护保养，效果当然无法持久。有句广告词怎么说来着：以内养外，才是真正的美！中医学认为，肾乃先天之本，是人体能量的源泉。一旦虚损，好比房屋的根基动摇，将出现头发干枯脱落、牙齿松动、牙龈肿胀、头晕耳鸣、腰酸腿软等一派衰老之象，美容便无从谈起了。所以女人也要养肾。

既然肾对人体这么重要，从饮食中该怎么养护呢？《黄帝内经》说，"肾色黑，宜食辛，黄黍、鸡肉、桃、葱皆辛"。意思就是说，肾脏主黑色，适宜食用辛味的食物，像黄黍、鸡肉、桃、葱均是辛味。

提到鸡肉，就不得不提到一道名菜"叫花鸡"，此菜又名"富贵鸡"，关于这个名字还有个动听的传说呢！叫花鸡又名富贵鸡，原是乞丐所创造，故称叫花鸡，相传朱元璋带兵打江山时，有一次他又打了败仗跑了三天三夜，敌人在后面穷追不舍，朱元璋筋疲力尽，饥饿难忍，就在这时看到前方地上有一堆火，火中间还有一堆泥巴，旁边蹲着一位老叫花子，朱元璋好奇地问道："你在这里干什么？"老叫花子一看是朱元璋，就忙说："我在烤鸡献给大王。"朱元璋一听非常惊奇，老叫花把鸡从火中取出，打开泥巴，香味扑鼻，朱元璋边吃边赞不绝口。从此以后，朱元璋打仗一帆风顺，当了皇帝。后来朱元璋就封此鸡为"富贵鸡"。

叫花鸡以其酒泥烤鸡，原汁原味，皮色光亮金黄，肉质肥嫩酥烂，腹藏多鲜著称于世。

下面教你做"叫花鸡"。首先准备以下材料：母鸡1只，虾仁、鸡肫丁、猪瘦肉、熟火腿丁、水发香菇丁、大虾米、猪网油、鲜荷叶、包装纸、酒坛泥、绍酒、精盐、酱油、葱段、姜末、丁香、八角、山奈末、芝麻油、熟猪油。将光鸡去脚爪，肋下取脏，用刀背敲断腿、翅，颈骨入坛，加酱油、绍酒、精盐腌渍1小时；将鸡取出，将丁香、八角碾末，加山奈末遍抹鸡身；炒锅入熟猪油，炸葱、姜起香后捞去，再将虾仁、鸡肫丁、香菇丁、猪肉、火腿丁、虾米入炒锅颠炒几下，加绍酒、酱油、绵白糖炒至断生，待凉后塞入鸡腹，鸡头塞入刀口，腋下放丁香用猪网油包紧鸡身，外用鲜荷叶包裹数层用细麻绳扎紧，把酒坛泥碾成粉加清水拌和起黏平摊湿布上，将用荷叶包裹的鸡置泥中间用湿布兜起，使泥紧黏揭去湿布，用包装纸包裹，再戳一小孔；最后将鸡装入烤箱，旺火烤约40分钟取出，用湿酒坛泥封孔再烤半小时，用小文火烤80分钟，再用微火烤90分钟，取出敲去泥，去绳，荷叶装盘，淋芝麻油即成。

古有谚语：逢九一只鸡，来年好身体。意思是说冬季人体对能量与营养的需求较多，要经常吃鸡进行滋补，这样不仅可以更好地抵御寒冷，而且可以为来年的健康打下坚实的基础。鸡肉的药用价值很大，民间有"济世良药"的美称。中医学认为鸡肉具有温中益气、补精填髓、益五脏、补虚损的功效，可用于脾胃气虚、阳虚引起的乏力、胃脘隐痛、浮肿、产后乳少、虚弱头晕的调补，对于肾精不足所致的小便频数、耳聋、精少精冷等症也有很好的辅助疗效。但用鸡肉进补时需注意雌雄两性作用有别：雄性鸡肉，其性属阳，温补作用较强，比较适合阳虚气弱病人食用；雌性鸡肉属阴，比较适合产妇、年老体弱及久病体虚者食用。下面来介绍几个带有鸡肉的食疗方剂。

食疗方一：天麻焖鸡块

【原料】母鸡1只（约重1500克），天麻15克，水发冬菇50克，鸡汤500毫升，调料适量。

【做法】将天麻洗净，切薄片，放碗内，上屉蒸10分钟取出；鸡去骨，切成3厘米见方的块，用油氽一下，捞出备用。将葱、姜用油煸出香味，加入鸡汤和调料，倒入鸡块，文火焖40分钟；入天麻片，5分钟后淀粉勾芡，淋上鸡油即可。佐餐食。

【功效】平肝息风，养血安神。适用于肝阳上亢之眩晕头痛、风湿痹症之肢体麻木酸痛、脑梗死、瘫痪等症。

食疗方二：紫河车炖乌骨鸡

【原料】乌骨鸡1只，紫河车1具（干品中药店有售），生姜、食盐、料酒、胡椒各适量。

【做法】将胎盘（鲜者）横直割开血管，用水反复洗净。另取花椒装入布袋中加水煎汤，去渣，将洗净之胎盘置花椒汤中煮2～3分钟，捞出，沥净水，置鸡汤中共炖，每日空腹服或佐餐用。

【功效】紫河车炖乌骨鸡为民间常用食疗品之一，有滋补强壮的功效。适用于肾虚阳痿、遗精早泄、不孕、早产、习惯性流产、身体虚弱、羸瘦乏力病人食用。

养脑补血，仙桃补肾有说法

桃的种类很多，无论是蟠桃，还是水蜜桃，同样是肉甜汁多，古人相传常吃桃能"益颜色"，不过，桃子虽然营养丰富，含脂肪和蛋白质，但《本草纲目》早有明言："不宜多食"。原因何在？一则桃子性温，多吃会令人内热过盛。二则营养丰富，过量会导致胃胀胸闷。不过，只要不是无节制的狂吃，便不会发生毛病。

桃子的贡献，除了桃肉能养血美颜，当中的桃仁还有活血化瘀、平喘止咳的作用。中医学有一条药方，名为五仁汤，能润肠通便、活血通络，成分正是桃仁、火麻仁、郁李仁、柏子仁和杏仁，对于大便燥结、肝热血瘀和闭经之人特别有帮助。需要注意的是，桃仁能活血，经量过多或行经期间不宜。另外，桃树流出来的树胶就是一味妙药，既能强壮滋补，又能调节血糖水平，鲜桃还有很好的护肤作用，宫廷秘方有用桃花煮水洗面、淋浴、饮用的。也有用桃子榨汁加淘米水洗面，以润泽肌肤之说。

突然想说说桃木。"千门万户曈曈日，总把新桃换旧符"。桃木避邪，民间传说久矣，究竟源于何时，起于何载？古籍中曾说起："桃者，五木之精也，故压伏邪气者也。"《辞源》载：古时刻桃木人，立于户中以避邪。汉时，刻桃印挂于户楹，称为桃印。后汉书仪志中"仲夏之月，万物方盛，日夏至阴气萌作，恐物不楙"，以桃印长六寸、方三寸，五色书如法，以施门户。宋代刻神荼、郁垒二神像或只写大名于两块门板之上，也称"桃符"或叫"门神"。《淮南子·诠言》说："羿死于桃口"。东汉许慎注："口，大杖，以桃木为之，以击杀羿，由是以来鬼畏桃也"。羿以善射闻名，逢蒙拜师学艺，学成后恩将仇报，从老师身后下毒手，举起桃木大棒向羿的后脑猛砸。羿死后，做了统领万鬼的官。古人关于桃木避邪的联想，是与这一神话故事有关的。试想，桃木棒连统领众鬼的羿都能击杀，用来治鬼就更不在话下了。

另外，《左传》，记载着桃木能发挥神秘力量的一件事："古者日在北陆而藏冰……其藏之也，黑牡秬，以享司寒；其出之也，桃弧棘矢，以除其灾也。"这段话是说：古人冬天把冰块藏在深山大谷的冰窖里，藏冰时，要用黑色雄性牲畜和黑黍祭祀寒之神，而取冰使用时，则要用桃木做的弓和棘制的箭进行除灾的仪式。

中医学认为桃微温、微毒。入肠、胃经。解劳热，益颜色，润肺，益气血，生津液。下面介绍几个食疗方剂。

食疗方一：桃仁红花羹

【原料】桃仁、红花各10克，藕粉100克。

【做法】先煎桃仁、红花药汁200毫升，再加入藕粉搅拌即成。

【功效】本方有活血化瘀作用，用于心血瘀阻者。

食疗方二：桃仁山楂茶

【原料】桃仁、山楂、贝母各9克，荷叶半张，绿茶适量。

【做法】将荷叶洗净，切为片状。取沙锅容量适宜者，入水1000毫升，加入桃仁、山楂、贝母、荷叶，武火煎至滚开，改文火熬15分钟许，滤去药渣，得汁，复加热滚，以暖瓶盛装备用。用药液泡绿茶。每天饮尽，共30天显效。

【功效】本品活血化瘀，消痰软坚，疗粉刺，用于治疗痰瘀互结型粉刺，相当于现代医学之"结节囊肿性痤疮"或伴有瘢痕疙瘩久治不愈、反复发作者。

食疗方三：养脑补血方

【原料】取胡桃仁100克，龙眼肉500克，蜂蜜2000毫升。

【做法】将前2味捣碎，拌入蜂蜜封存，每次服30克，每日2次。

【功效】本品可以养脑补血。

第五章
五脏食疗

　　人体好比一个国家，那么，心、肾、脾、肺、肝就是这个国家最为重要的元勋功臣。上古之人根据他们"驻守"的边疆，对他们进行了封官加爵：心为君主之官、肾为作强之官、脾为仓廪之官、肝为将军之官、肺为相傅之官。君王不早朝就会群龙无首，而文武大臣不上朝则会朝政徒有其名。照顾好身体之国，最需要安抚的就是这些"重臣"。而如"封地"似"薪酬"的就是食物。安时可养，病时可疗。

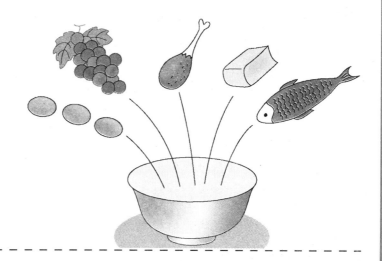

第一节

作强之官——肾病食养

《黄帝内经》对五脏六腑按其功能加官晋爵，封肾为作强之官。如此说来，人体生命的造化和强壮，都是肾的事。这就好比我们说一辆汽车它跑得快不快都是发动机的事情是一个道理。大家都对《黄帝内经》中对"肾者，作强之官，伎巧出焉"做过解释，王冰注："强于作用，故曰作强。造化形容，故云伎巧。在女则当其伎巧，在男则正曰作强。"张志聪注："肾藏志，志立则强于作用，能作用于内，则技巧施于外矣。"马莳注："惟肾为能作强，而男女构精，人物化生，伎巧从是而出。"

 耳为肾之官，肾精决定你的听力

肾在身体的五脏之中，被认为是人体的储蓄机构，我们身体里所有其他脏器产生的能量，在满足日常消耗后，都会把多余的能量转存到肾中，将来身体里的其他器官缺少足够的能量时，通常会从肾中抽调。如果你光抽不存的话，长此以往，肾中的能量便处于一种匮乏状态，自然肾病会来找你。

因肾藏有"先天之精"，为生命之源，脏腑阴阳之根，故称先天之本。若先天禀赋不足，肾精亏虚，就会产生小儿发育迟缓的现象。成年后易出现头发稀疏、早白、少光泽，齿枯松软，疲劳健忘，腰膝酸软，精力不充等生理不足的现象，同时容易提前步入老年状态，这一切都是由于元阳不强的表现。相反，若肾精充足，将以男子"八八"、女子"七七"的生理规律强作而顺应。男子"八八"、女子"七七"是什么意思呢？《黄帝内经》中这样写道，"女子七岁，肾气盛，齿更发长；二七，而天癸至，任脉通，太冲脉盛，月事以时下，故有子；三七，肾气平均，故真牙生而长极；四七，筋骨坚，发长极，身体盛壮；五七，阳明脉衰，面始焦，发始堕；六七，三阳脉衰于上，面皆焦，发始白；七七，任脉虚，太冲脉衰少，天癸竭，地道不通，故形坏而无子也。丈夫八岁，肾气实，发长齿更；二八，肾气盛，天癸至，精气溢泻，阴阳和，故能有子；三八，肾气平均，筋骨劲强，故真牙生而长极；四八，筋骨隆盛，肌肉满壮；五八，肾气衰，发堕齿槁；六八，阳气衰竭于上，面焦，发鬓斑白；七八，肝气衰，筋不能动，天癸竭，精少，肾脏衰，形体皆极；八八，则齿发去。"可见肾对我们来说多么重要。那又怎么保养肾呢？

女七男八

七岁	肾气盛，齿更，发长；
二七	而天癸至，任脉通，太冲脉盛，月事以时下，故有子；
三七	肾气平均，故真牙生而长极；
四七	筋骨坚，发长极，身体盛壮；
五七	阳明脉衰，面始焦，发始堕；
六七	三阳脉衰于上，面皆焦，发始白；
七七	任脉虚，太冲脉衰少，天癸竭，地道不通，故形坏而无子也

八岁	肾气实，发长齿更；
二八	肾气盛，天癸至，精气溢泻，阴阳和，故能有子；
三八	肾气平均，筋骨劲强，故真牙生而长极；
四八	筋骨隆盛，肌肉满壮；
五八	肾气衰，发堕齿槁；
六八	阳气衰竭于上，面焦，发鬓颁白；
七八	肝气衰，筋不能动，天癸竭，精少，肾脏衰，形体皆极；
八八	则齿发去。

中医学主张：肾开窍于耳。也就是说，耳为肾之官，肾精足则听觉聪灵，肾精虚则两耳失聪。通过耳听觉的变化，一般可以推断肾气的盛衰情况。养护耳朵就是养护肾！

中国古代耳朵的保养方法有3种，都属于心肾相交法，就是通过让心火与肾水关系相协调的方法来让人体的阴阳气机协调，以达到养生的目的。心肾相交法，顾名思义，需要心肾相通。耳朵里面的孔窍是肾气的代表，所以这是肾的一个外现。心，主要是用心包经上的劳宫穴，用该穴来代表心。中指的指尖就是心包经的井穴。我们将手轻轻半握拳的时候，中指指尖井穴所指的手掌的部位就是劳宫穴。我们用几个方法来达到锻炼它的目的。

◎第一，鸣天鼓

两掌分别紧贴于耳部，掌心将耳盖严不要漏气，如封堵状，手指放于脑后。接着手指用力向下快速滑弹扣打枕部（如图所示），此时耳中有"咚咚"声，如击鼓。反复操作20~30次。

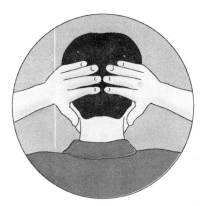

鸣 天 鼓

此法可振动耳膜，减缓耳蜗退化。长期坚持有醒脑、增强记忆、强化听力、治疗耳鸣等作用。

◎第二，按摩听闻穴

耳朵里的听闻穴要怎么做才能被按摩到呢?其实还是采取心肾相交法。中指的指尖是心包经的井穴，属于心，耳朵、眼属于肾。首先，掌心向后，然后用中指插进耳朵孔里去，塞进去以后，手指在里面转

180度，让掌心向前，然后让手指轻轻地在里边蠕动，要注意，不要使劲地杵，而是轻轻地蠕动，就像小虫子一样在里面轻轻地动，按摩上二三十秒后，突然将手指向前外方猛地拔出来，最好能听见响。这就是完整的按摩听闻穴的一个方法。如果你的手指插进耳朵里去以后，觉得指尖有一种黏着感，有吸力的话，这就是湿气太盛的一种感觉，那在按摩完了以后，猛地将手指拔出来就可以了。

这里提醒一件事，做任何动作都要以不受伤为原则，就是说动作要轻、要柔、要缓，要轻轻地做，指甲也一定要剪得很干净，然后用指尖轻轻地按摩耳朵里边的听闻穴，千万不要伤到耳朵。

◎第三，手心搓脚心

我们千万不要小瞧了这个方法，这里面融汇了很深的中医学道理。我们的脚底板有一个肾经的穴位叫涌泉穴，而我们的手上是劳宫穴。我们可以平时没事的时候坐在床上，左、右手交叉，用掌心搓脚心，或者用手心拍打脚心。这样做有助于让肾发挥收藏的功能，把气往下引，把上面的虚火拽下来，这样气就不会壅在上面，病自然就好了。

人就活一口气，气全憋在上面的话，那就有可能会造成耳聋和耳鸣。那么，用手心搓脚心有利于我们疏通人体的气机，气机顺了，经脉通了，耳朵的病自然就会改善。

肾主骨生髓，肾病食疗一点通

《黄帝内经》云："正气内存，邪不可干"、"百病皆生于气"。可见气的重要性。虽然人体中气的种类繁多，但都以元气作为根本，而元气来源于肾。若元气不足，卫气的生发就会受到限制，抵制外邪就无力，外邪容易入侵，或内生五邪，也就是现代医学所说的免疫功能低下。在这种情况下，不但容易生病，有病也难恢复。打个比方，如果一个国家的综合国力不足，国内的生活秩序不会安定团结，倘若遇到战争，就没有足够的实力抵御外敌的侵略。

有这么一个开放性骨折的男性病人，住院期间恢复效果不错，就办理了出院手续，没有等到1个星期，他就回来了，发现疮口化脓，问其原因，最后得知因行房导致精气不足，而疮口再次感染。还有，我们发现，尤其是那些患有重病的，如癌症、糖尿病、肾衰、肝炎等脏器衰退诸病，若不注重固本培元，补其肾精，疾病不但不易恢复，而且容易快速恶化。我们深刻体会到正气内存，尤其是肾元充足，才能强力捍卫机体健康的事实。

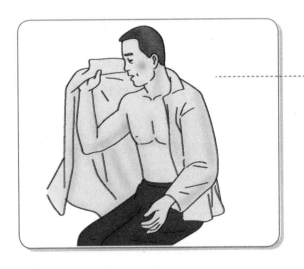

如果一个人肾精不足，则肾功能失常，骨骼失去滋养。

肾功能对精神方面也有着深远的影响。肾主骨生髓，脑为髓之海。若肾精不足，则脑髓不充，就会影响思维和记忆下降，甚至痴呆。尤其在这物欲横流的时代，人们劳神过度而伤及肾精，故而出现了一系列疲劳综合征、亚健康状态、力不从心等病症；又由于肾为水，水亏于下，则心火上炎，出现水火不济，而出现心神不宁、七情过激现象；尤其是肾主志，不但导致智力下降、志气不坚定，还会出现恐惧、易惊的现象，久之，则出现内心畏惧外事外物，不但对心情，对事业也会出现影响。这也是反映了没有肾精的作强，心神就没有支柱，精不能化气，气不能化神，心神也就出现问题了。

前面我们已经谈到经常按摩耳朵可以补充肾气，但如果您的肾已经出了毛病，除了住院治疗，如果可以从饮食上就可以解决肾病患者的苦恼，那就万事大吉了，赶快来介绍治疗肾病的食疗方剂。

治疗肾炎的食疗方剂：

食疗方一：

将野鸭1只去毛、开膛、洗净，将大蒜50克放入鸭腹内煮熟，食肉喝汤。经常服用可补中益气、宣窍通闭，治疗慢性肾炎。

食疗方二：

将鳖肉（甲鱼肉）500克、大蒜100克、白糖、白酒适量放入锅内共煮熟，食肉喝汤。可治疗慢性肾炎。

食疗方三：

将藕节150克洗净，加水500毫升文火煎煮20分钟代茶饮。可化瘀止血，肾炎有血尿者可连续服用。

治疗肾结核的食疗方剂：

食疗方一：

用鲜荠菜400克洗净、煎煮，然后打入鸡蛋1个煮熟，加盐、味精少许食用，每日2次，连续服用2月。可清热解毒，治疗肾结核。

食疗方二：

将鲜马齿苋1500克洗净、捣烂，放入黄酒1200毫升浸泡3～4天，然后用纱布过滤取汁，存于瓶内，每日饭前饮15毫升。可清热解毒、祛湿利尿，治疗肾结核。

遗精、早泄、阳痿的食疗方剂：

食疗方一：

将韭菜子25克、大米100克加水煮粥，日服2次。可温肾固精，治疗遗尿、遗精。

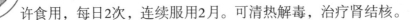

食疗方二：

将韭菜子30克、补骨脂30克捣碎、研末，每次9克，每日3次，开水送服。可温肾壮阳、固精止遗，治疗命门火衰、精关不固所致遗精滑泄、神衰无力。

食疗方三：

将鳖（甲鱼）1只洗净、切碎，放入枸杞子50克、山药50克、女贞子25克、熟地黄25克共煮，去药，吃肉喝汤。可补肝肾、益精血，治疗肝肾阴虚所致遗精、腰痛、头晕、体倦等症。

治疗阳缩、阳强的食疗方剂：

食疗方一：

将鲜虾100克、尖辣椒2个用油炒熟，冲入白酒（60度以上）50毫升煮沸，趁热食用。可益精气、祛寒湿，治疗男子生殖器缩入不出。

食疗方二：

用老姜1块去皮烤热，塞入肛门内，阳物即伸出。可解表、温中，治疗男子生殖器缩入不出。

食疗方三：

将韭菜子、破故纸各30克共研细末，每服9克，每日3次。可滋补肾虚，治疗肾虚兴奋所致阳举不倒有效。

食疗方四：

将桃仁15克捣碎，与粳米100克按照常法煮粥食用。可祛瘀血、通经络，治疗外伤所致阴茎瘀血、肿胀、阳强不倒。

治疗泌尿系感染、淋证的食疗方剂：

食疗方一：

将冬瓜取瓤，用纱布绞汁，每次服1小杯，每日两次。经常服用可清热、除烦、利小便，治疗五淋。

食疗方二：

用葡萄汁30毫升、白茅根50克水煎饮用，每日2次。可利水通淋，治疗热淋。

食疗方三：

将芹菜洗净、捣烂绞取汁，加热至沸，每次服用50毫升，日3次。可凉血止血，治疗血尿。

治疗尿潴留的食疗方剂：

食疗方一：

大蒜1枚、栀子7枚共捣烂如泥，加盐少许，抹在纱布敷于肚脐上，扎好。可宣窍通闭，治疗尿潴留。

食疗方二：

将小公鸡1只洗净，将当归、贝母、党参各25克放入鸡膛内，加水炖烂，吃鸡喝汤。可补虚损、清热毒、通二便，治疗前列腺肥大所致尿潴留。

第二节

谏议之官——脾病食养

《黄帝内经》曾经这样说过"脾者，谏议之官，知周出焉。"对这句话是这样解释的，"脾为土脏，藏意与智，居心肺之下，从卑，故位谏议之官。脾者裨也，裨助胃气，五味入胃，脾为转输，故知周出焉。"那么，什么是谏议之官呢？古代的臣子给帝王提意见是需要技巧的，不能直接指责帝王，这在注重礼数的中国传统文化中是不允许的，因为古时讲究地位的尊卑。臣子大多旁敲侧击，让帝王自己感悟。著名的例子就是我们都学过的《邹忌讽齐王纳谏》，邹忌通过讲故事的方法，来提示齐王别人是怕他、有求于他，才会恭维他的。还有魏征也是很好的谏议之官，脾和他们的功能差不多。

 脾开窍于口，脾虚则口中淡而无味

脾在五脏这个大家族里面，就相当于一个家庭主妇，它很忙碌，哪里出了问题，它会马上去解决，或把这个信息传递出去。试想，如果一个家庭，家庭主妇生病了，那是多么糟糕的一件事情，卫生没有人打扫了，饭没有人做了，一家人的起居生活也没有人管了，这个家处于瘫痪状态，太可怕了。

脾主统血。"统"是统摄的意思。脾统摄血不外溢，比如女子来月经，是往下流，可是如果脾统摄血的功能丧失了，血就可能会上溢。如果一个女子月经不调或者不来月经，医生会问她有没有过流鼻血的现象。流鼻血在中医学里叫做经血倒流，如果脾统血的功能减弱，它就不"知周"了，也不"谏议"了，它会不管四方，这样，血可能就会到处流溢，不按照正常的路线走，从而出现经血倒流的现象。

《黄帝内经》养生三原则中讲："节阴阳而调刚柔。"在变化的世界中保持着一定时空下的平衡，就需要及时合理地调整。一辆好车开上5000公里要小保养一次，才会常开常新。不保养车开上几万公里也行，但是报废的速度加快了。我们很多人生大病之前，有许多不良反应，往往用止痛的办法敷衍。痛是人体自我保护的重要组成部分。痛表现于皮肉而发自于心。"脾主肉"，"脾为谏议之官。"皮肉的疼痛是以脾为主的"谏议"系统在反映问题，警示人去解决。如果用止痛药去麻痹神经，是自欺欺人的做法。那么在我们得到身体痛这个信号后，有没有什么可以挽救的措施呢？

《黄帝内经》中这样写道"脾开窍于口，藏精于脾"、"脾气通于口，脾和则口能知五谷矣。"说明脾脏的精气通于口，脾气功能正常，则舌能辨味。脾有病可以影响口味，如脾虚，多觉口中淡而无味；脾有湿热，常感到嘴里发甜，这些对于辨证有一定的帮助。脾开窍于口，是指人的饮食、口味等与脾的生理功能有关。若脾气健运，则食欲旺盛、口味正常。反之，若脾有病变，则容易出现食欲的改变和口味的异常，如食欲不振、口淡乏味等。若湿困脾气，则可出现口甜、口黏的感觉。脾主肌肉，又为气血化生之源，口唇亦由肌肉所组成。因此，口唇的色泽不但是全身气血盛衰的反映，又与脾运化功能是否正常有密切的关系。脾失健运，气血旺盛，则口唇红润，有光泽。若脾虚不运，气血不足，则唇淡白不泽，或者萎黄。

俗话说得好，养生保健要因人而异，但这其中得遵循一个普遍的养生大道，这个大道是什么呢？就是辨寒热！人有寒性体质，也有热性体质，根据体质的寒热，我们在养生上要区别对待。寒性体质的人比较怕冷，喜欢温热的饮食，热性体质的人怕热，喜欢凉性的饮食，我们只需要根据自己的喜好，随心所适就可以了。此外，不管是寒性体质的人还是热性体质的人，在不同的时期，体内的环境还会发生变化，有时是偏寒，有时又偏热，这就要求我们经常留意观察自己体内的寒热情况，安排自己的饮食起居。

辨寒热的方法有很多种，我们来介绍简单可操作的方法：我们每天早上起床后，洗漱完毕，不妨抽出一些宝贵的时间，来看看自己的舌头。中医学认为：舌为心之苗，又为脾之外候，它能敏感地反映出人体寒热。如果体内寒热均匀，那么，我们的舌头应该是淡红而润泽的，舌面有一层舌苔，薄白而清净，干湿适中，不滑不燥；如果舌苔过于白，滑而湿润，那说明体内有寒；如果舌苔很粗糙，或者很厚、发黄带腻，那说明体内有湿热；如果舌头赤红无苔，那说明体内已经热到一定的程度了。

养生之道贵在日常的生活细节。让健康之路就从每天起床后，我们对自己的身体问声"早上好"开始吧。

 ## 食之有方，脾病的饮食治疗

脾病，泛指脾脏各种病证。《黄帝内经》曾载述"脾风、脾热、脾疟、脾咳、太阴呕吐、泄泻、脾胀、脾疸、脾痹、脾心痛、太阴腰痛、脾疝"等多种病证，后世临床文献又有较多的补充。脾为后天之本，职司运化，统血，主肌肉、四肢，开窍于口，受水谷之精气以充养五脏及人体各部，为生化之源。前人有饮食劳倦伤脾或外邪伤脾之说，病机以脾失健运、水湿不化，或脾阳虚衰、中气下陷，或脾失统摄等较为常见。

临床上当分虚实寒热以决定治法。《素问·藏气法时论》："脾病者，身重，善饥，肉痿，足不收，行善瘈，脚下痛，虚则腹满肠鸣，飧泄，食不化。"《难经·十六难》："假令得脾脉，其外证面黄，善噫、善思、善味；其内证当齐有动气，按之牢若痛，其病腹胀满，食不消，体重节痛，怠惰嗜卧，四肢不收。"《太平圣惠方·脾脏论》："夫脾者……则生寒，寒则阴气盛，阴气盛则心腹胀满，水谷不消，喜噫吞酸，食则呕吐，气逆，霍乱，腹痛肠鸣，时自泄利，四肢沉重，常多思虑，不欲闻人声，多见饮食不足，诊其脉沉细软弱者，是脾虚之候也。"又云："夫脾实则生热，热则阳气盛，阳气盛则心胸烦闷，唇焦口干，身热颊疼，体重不能转侧，语声沉而心急，咽喉痛而不利，舌本肿强，口内生疮，腹胁胀满，不得安卧，梦多见歌乐，四肢怠惰，诊其脉紧实者，是脾实之候也。"李时珍将脾病分为本病和标病。他说："脾藏智属土，为万物之母……本病，诸湿肿胀，痞满，噫气，大小便闭，黄疸，痰饮，吐泻，霍乱，心腹痛，饮食不化；标病，身体胕肿重困，嗜卧，四肢不举，舌本强痛，足大趾不用，九窍不通，诸痉项强。"沈金鳌提示脾病治法，"务使三焦之气流转和通，则土润而升，不忧其燥。而火气不得病之，土健而运，不忧其湿，而水气亦不得病之矣"。

脾气虚的主要表现有乏力，不思食、恶心、胃胀、矢气（屁多）、大便稀溏、肛门坠垂、舌质淡苔白腻、脉无力。药食同补：可用山药、白术、薏苡仁、芡实、白扁豆，炖肉或熬粥均可。

脾阴虚的主要表现有口干、作呕、食少、便干、舌质红、脉细数。药食同补：可用麦冬、山药、粳米。如感觉自己消化不良、腹胀、不思食等，饭前或饭后可服用山楂、炒谷芽、炒麦芽、炒鸡内金。

下面来介绍几个治疗脾病的食疗方剂：

食疗方一：木瓜鲩鱼尾汤

【原料】番木瓜1个，鲩鱼尾100克。

【做法】将木瓜削皮切块，鲩鱼尾入油镬煎片刻，加木瓜及生姜片少许，放适量水，共煮1小时左右。滋养、消食。

【功效】对食积不化、胸腹胀满有辅助疗效。番木瓜的木瓜蛋白酶，有助于食物的消化吸收，对消化不良、痢疾、胃痛、胃溃疡、十二指肠溃疡等均有疗效。番木瓜的脂肪酶，可分解脂肪成脂肪酸，有利于对食物中的脂肪消化吸收。木瓜蛋白酶还能够促进和调节胰液的分泌，对胰腺功能不全引起的消化不良有治疗作用。鲩鱼，味甘，性温。功能暖胃和中、消食化滞。

食疗方二：怀山蜂蜜煎

【原料】怀山药30克，鸡内金9克，蜂蜜15克。

【做法】怀山药、鸡内金水煎取汁，调入蜂蜜，搅匀。日1剂，分两次温服。

【功效】健脾消食。用于脾胃虚弱，运化不健之食积不化、食不振等。怀山药能健脾补肺，固肾益精。用于消化不良、小儿厌食症。怀山药所含消化酶，能促进蛋白质和淀粉的分解，故有增进食欲的作用。蜂蜜能补中益气、润肠通便，对创面有收敛、营养和促进愈合作用。

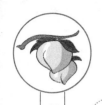

食疗方三：参芪猴头炖鸡

【原料】猴头菌100克，母鸡1只（约750克），黄芪、党参、大枣各10克，姜片、葱结、绍酒、清汤、淀粉各适量。

【做法】将猴头菌洗净去蒂，发胀后将菌内残水挤压干净，以除苦味，再切成2毫米厚片待用。把母鸡去头脚，剁方块，放入炖盅内，加入姜片、葱结、绍酒、清汤，上放猴头菌片和浸软洗净的黄

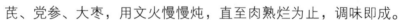

党参

芪、党参、大枣，用文火慢慢炖，直至肉熟烂为止，调味即成。

【功效】具有补气健脾养胃的功效。猴头菌又名猴头菇，有助消化及利五脏的功能。适用于消化不良、胃溃疡、十二指肠溃疡、慢性胃炎、胃窦炎、胃痛、胃胀及神经衰弱。母鸡益气养血，健脾胃，疗虚损，善补五脏。黄芪能补气固表，敛疮生肌，促进造血，抗溃疡、抗炎等。党参补中益气，益血生津。大枣能健胃补血，滋养强壮。

第三节
君主之官——心病食养

《黄帝内经》中对心有如下评价："心者，君主之官也，神明出焉。"五脏中，心脏是居于最高位的。岐伯说心是"君主之官"。心就是君主，是最高位的皇帝。为什么说心就是君主呢？因为心掌管人体中最重要的"神明"，也就是精神意识思维活动。我们都知道，人身三宝精、气、神，其中的神就是由心来主管，神明在"人身三宝"中是最最重要的，神可以主宰精和气。当然五脏都有神，但心神是老大，位置最高。这是心的第一大功能。张景岳注："心为一身之君主……脏腑百骸，惟所是命，聪明智慧，莫不由之。"王冰注："任治于物，故为君主之官。"

 心开窍于舌，心脏有病舌先知

心的基本生理功能包括主血脉和主神志两个方面。其在志为喜，在液为汗，在体合脉，在面为华，在窍为舌。心的经脉与小肠相连，互为表里关系。

"窍"原意为孔洞，即孔窍。在中医学理论中，用来说明脏腑与体表官窍之间的内在联系，亦属于中医学整体观念的一部分。窍主要指头面部5个器官，即鼻、目、口、舌、耳，包括7个孔窍。习惯上称为五官七窍。另外，前阴和后阴亦称为窍，故又有九窍的说法。五脏六腑居于体内，官窍居于头面、体表，但脏腑与官窍之间存在着密切联系。这种联系不仅表现在生理方面，而且在病理方面也相互影响。

曾经有个老师和我们讲过这么一个事例：有一个学生，说话总好像大舌头，可是仔细看了下，感觉他舌头不仅不大，还比一般人的舌头小，且形状和表面也和一般人不一样，只是说话时舌头总不到位。他妈妈过来了解他的学习情况，说起大概是小时候没时间带，于是给个毛绒玩具自己玩，小孩子就将毛绒玩具放嘴里吸吮导致。可是朋友觉得小时候吸吮个毛绒玩具和现在舌的状态不搭界，于是就问他心脏有没有问题。没想到他妈妈眼睛一亮，说还真的好几次感觉心脏不舒服，尤其是有一次还因为心脏不舒服到医院住院5天，可是什么都没查出来。从来没有人将他的"大舌头"和心脏问题联系在一起。于是朋友就从中指起按他的心包经，按到郄门时，他说有测血压时那种胀感，再往上按一直到肩，都有那感觉，两个胳膊都是这样。朋友再按按自己，没什么感觉，加重按也没那样的感觉。再按他妈妈，也没有他所说的感觉。最后去看中医学，那孩子的心脏果然有毛病，不过现在已经彻底治愈了。

舌为味觉器官。明代的薛己说："（舌）以部分言之，五脏皆有所属；以证言之，五脏皆有所主。但其中尤和心的关系最为密切，特别是舌尖又更为心所属，能识五味者非舌尖莫属也。"《黄帝内经》称："心主舌"。心开窍于舌。舌的功能是多方面的，而识五味知冷热是其重要的功能之一。舌本身的变化，如舌肿、舌木、舌苔厚腻等固然可影响舌对五味的感受而引起味觉失常，但绝不能忽视心神对味觉感知的主导作用，五味对舌的刺激必须反映至心，心神正常才能得出正确的判断。心主血脉，虽然脾统血生血，肝藏血，但心主血脉则是肯定的。舌质红，舌质淡，可知血的亏损和血中有热，此皆与心紧密相连。《灵枢·脉度》曰："心气通于舌，心和则能知五味矣。"临床所见某些神志失常癫狂病人，常有饮食不知五味不分香腐臭秽者。心为君主之官，神明出焉，所以人之脏腑皆由其所主，而舌质与舌苔的变化可完全反映五脏六腑的变化，与心为君主之官其意和理是完全相同的，与心气是相通的。由此可断心开窍于舌也。

心开窍于舌，是指舌为心之外候，又称舌为心之苗。舌主司味觉、表达语言。心的功能正常，则舌质柔软、语言清晰，味觉灵敏。《黄帝内经》论述心与舌的关系之条文颇多，也说明了二者之间的关系之密切。如云："心主舌"；"心，在窍为舌"。又谓："舌者，心之官也"。曰："心开窍于舌"。"舌者，心之外候"。脉有病，常反映于舌，而舌之有疾，亦往往通过调节心脏及其经脉的功能而治愈。若心有病变，可以从舌上反映出来。故临床上常通过观察舌的形态、色泽的变化，来推论心的病理变化。例如，心血不足，则舌质淡白；心火上炎，则舌尖红赤，甚至舌质糜烂生疮；心血瘀阻，则舌质紫暗或有瘀斑；热入心包或痰迷心窍，则可见舌强语謇。

 ## 病邪内侵之心病食疗方

心脏的各种病证，多由病邪内侵，或痰迷心窍、水饮凌心，或气滞血瘀，或心气心血不足所致。《黄帝内经》曾经说过："心病者，胸中痛，胁支满，胁下痛，膺背肩胛间痛，两臂内痛。"《本草纲目》云："心藏神为君火，包络为相火，代君行令，主血，主言，主汗，主笑。本病，诸热瞀瘛惊惑，谵妄烦乱，啼笑，骂詈，怔忡，健忘，自汗，诸痛痒疮疡。标病，肌热，畏寒，战栗，舌不能言，面赤目黄，手心烦热，胸胁满痛，引腰背肩胛肘臂。"心病有寒热虚实之分。《诸病源候论》："心气不足，则胸腹大，胁下与腰背相引痛，惊悸恍惚，少颜色，舌本强，善忧悲，是为心气之虚也。"《太平圣惠方》："夫心虚则生寒，寒则阴气盛，阴盛则血脉虚少，而多恐畏，情绪不乐，心腹暴痛，时唾清涎，心膈胀满，好忘多惊，梦寐飞飏，精神离散，其脉浮而虚者，是其候也。""夫心实则生热，热则阳气盛，阳盛则卫气不行，荣气不通，遂令热毒稽留，心神烦乱，面赤身热，口舌生疮，咽燥头疼，喜笑，恐悸，手心热，满汗出，衄血，其脉洪实相搏者，是其候也。"

心病的治疗有清心泻火、清心开窍、清心豁痰、滋阴降火、养心安神、益气补血及活血化瘀等法。心病的发作初期，不影响正常生活，多隐藏于内心深处，平时外人不易察觉，只是会在空余之时感叹，或开心，或郁闷；严重时，茶饭不思，食寝不安。心病这玩意儿，确实很麻烦，去想吧，难受；不去想吧，老在心里痒痒，抓不了，挠不着。一件事，可以成为心病，因为这件事没做好，或者，没有希望做好，其最后的结果离当初设想的结果相距甚远，于是成为一个心病；一个人，可以成为心病，一个仰慕的人，一个倾心的人，一个喜欢的人，可遇而不可求，相见恨晚，有缘无分，都很容易形成一个心病，相思病就是最典型的例子；一句话，也可以成为心病，一句无关痛痒的话、无心之话、玩笑之话，都有可能说者无意，听者有心，此种情况，极易形成急性心病，其后可能很快缓解，或者转为慢性……

其实心病也没有想像中的那么可怕，我们日常生活中的食物就可以对其治疗。好了，下面介绍几个食疗方剂。

治疗风湿性心瓣膜病的食疗方剂：

食疗方一：人参膏

【原料】人参（去芦）250克，炼蜜250克。

【做法】人参加水煎汁，反复3次，过滤去渣，合并滤液，用小火浓缩，再加炼蜜煎熬成膏。每次15克，每日2次，白开水冲服。

【功效】本方具有补益心气的作用，适用于风心病心气亏虚证。

食疗方二：党参炖猪心

【原料】猪心1个，党参5克，琥珀粉5克。

【做法】先将猪心心脏的血液洗净，放入琥珀粉、党参粉，用沙锅加水，小火炖熟，调味后吃肉喝汤。隔天1剂，连服数剂。

【功效】本方具有补气养血、安神镇静的作用，适用于风心病日久不愈、气血亏虚者。

食疗方三：参桂粥

【原料】人参3～5克（或党参15～30克），桂枝6克，红枣10枚，粳米100克，白糖适量。

【做法】先把人参、桂枝、红枣共煎，沸后用小火煎取浓汁，分2份与粳米煮成粥，调入白糖服用。每日1次，供早餐食用。

人 参

【功效】本方具有温补心阳的作用，适用于风心病阳虚水泛证。

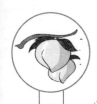

食疗方四：干姜粥

【原料】干姜15克，粳米100克，茯苓20克，红糖适量。

【做法】先将干姜水煎取汁或捣成糊状，茯苓研粉。再煮粳米，沸后入茯苓粉和姜汁，煮成粥即可。可作早晚食用。

【功效】本方具有温阳利水的作用，适用于风心病阳虚水泛证。

治疗风湿性心脏病的食疗方剂：

食疗方一：山药炖腰花

【原料】猪腰500克，山药50克，当归10克，党参20克，酱油、葱、姜、油、盐各适量。

【做法】把猪腰切开，去网膜、导管，放入山药、当归、党参，炖熟。取出待凉，切成腰花，淋上调料。每天1剂。

【功效】益气养血，对面色苍白、心悸、气短、汗出、脉细有疗效。

食疗方二：猪肉怀山药汤

【原料】怀山药20克，猪瘦肉50克，枸杞子10克。

【做法】将配料用水煮熟，每天1剂。

【功效】益气养血；对面色苍白、心悸、气短、汗出、脉细有疗效。

食疗方三：生鱼冬瓜汤

【原料】鲜鱼350克，冬瓜500克，葱白7根，大蒜5瓣，味精适量。

【做法】将鲜鱼去杂，洗净。冬瓜去皮、瓤，切块。将鱼、冬瓜加葱白、大蒜用水煎熟。每天1剂。

【功效】温阳利水；对面色萎暗、咳嗽喘息、面部浮肿有疗效。

治疗冠心病的食疗方剂：

食疗方一：党参泥鳅汤

【原料】活泥鳅100克，党参20克。

【做法】将泥鳅去头尾洗净，入少许盐及姜腌渍15分钟。锅内放油烧七成热，入泥鳅炒至半熟，加党参、清汤适量，同炖至熟烂，加入姜末、盐、葱花、味精调味即可。佐餐食用。

【功效】益气扶阳，健脾利湿。

食疗方二：人参银耳汤

【原料】人参5克，银耳10～15克。

【做法】银耳用温水浸泡12小时，洗净。人参去头，切成薄片，入沙锅中，用文火煮熬2小时，再加入银耳熬1小时即可。每日1剂，饮汤食银耳，分2次食完，连用10～15日。

【功效】益气补血，生津宁神。

食疗方三：灵芝三七山楂饮

【原料】灵芝30克，三七粉4克，山楂汁200毫升。

【做法】先将灵芝放入沙锅中，加适量清水，微火煎熬1小时，取汁，兑入三七粉和山楂汁即成。每日1剂，早晚各1次，服前摇匀。

【功效】益气活血，通脉止痛。

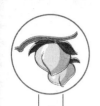

治疗心脏病的食疗方剂：

食疗方一：桂圆枣仁茶

【原料】茯苓10克，桂圆肉15克，酸枣仁30克。

【做法】共煮成汤，去渣后，加入银耳30克，冰糖适量。

【功效】适合心神不宁、睡眠不佳、心律不齐、四肢微肿的病人。

食疗方二：杞菊茶

【原料】枸杞子10克，菊花3克，生山楂片15克，草决明15克。

【做法】共泡茶饮。

【功效】适合血脂过高的病人，可以预防动脉粥样硬化。

食疗方三：人参粥

【原料】人参末3克，粳米60克。

【做法】煮成粥。

【功效】适合肺气不足的病人，表现出胸闷，呼吸喘促，气短精神疲乏，懒言音低。

食疗方四：生脉饮

【原料】党参12克，麦门冬12克，五味子6克。

【做法】共泡茶，不拘时饮。

【功效】适合气阴两虚的病人，表现出心悸，口干舌燥，舌红少津。

第四节
将军之官——肝病食养

《黄帝内经》对肝是这样评价的："肝者，将军之官，谋虑出焉。"肝藏魂，主谋虑。人体的精神与神志活动与肝脏密切相关。军队打仗时，将军的主要职责是出谋划策，是主谋虑的。人的聪明才智能不能发挥出来，要看自己的肝气、肝血足不足。如果肝血足、肝气足，人做事就会踏实、稳重；如果肝血虚，人会非常容易动怒、烦躁、动肝火。为什么会动肝火？因为谋虑不足，想问题想不清楚。古人认为肝脏具有发挥智慧、考虑对策、抵抗病邪的功能，性猛刚烈，内怀韬略计谋，因此，把它比拟为统帅军队安内御外的将领，保卫机体抵抗外邪侵入，故称之为"将军之官"。夜里两三点钟是肝经当令，此时若不能充分休息，肝血不足非但记不住多少东西，反而影响自己的聪明才智的发挥。

 肝开窍于目，肝病侵表在眼

中医学讲："肝藏血、主筋，开窍于目。"眼睛的位置在全身至高之处，只有气血充足的人，眼睛才能神采奕奕。如果他目光炯炯地盯着你，说明他有副好肝；如果他似昏睡而眼睛微微张开，表示脾胃不和；喜欢闭目养神，表示气血不足，肝功能不好；眼睛上的红色斑点，表示血液流通不畅；眼睑下垂，表示脑血管病病人，血脂过高，血压不稳；眼眶周围发黑，表示肾阳气不足，水的代谢发生了障碍；眼白发黄，表示是肝病引起的黄疸现象。凡非外伤引起的视力下降均与肝气血虚有关。中医学认为："人卧则血归于肝。"现在很多人到夜间11点，有的甚至到12点以后还不睡觉，这时正是肝胆经络运行最旺盛的时间，熬夜超过这个时间，必伤及肝胆，视力下降。

气候干燥，我们往往感觉到眼睛干涩，一般来说，这是因为干燥的环境里，水分蒸发得比较快，人体内的水分也同样容易消耗。所以，人们在春、秋天容易感觉到嘴巴干、嘴唇紧绷、眼睛干涩。很多人只注意到气候对眼睛的影响，其实，肝对眼睛的影响也很大。中医学里有一句话就是说肝和眼睛的关系，叫"肝开窍于目"。肝藏血是肝的功能之一，它提供的血液和阴津可滋养眼睛的，可以说，肝是明目的源泉。如果肝不好的时候，受到抑制，分泌的血液和阴津减少，自然使眼睛得不到滋养，感觉到干涩。而且春、秋天本来眼睛就容易干，少了肝提供的滋润，眼睛就更容易干涩了。补肝养目是解决眼干的一种方法。桑葚枸杞粥的效果就是补肝滋肾，益血明目。建议经常用眼的朋友多吃点，可达到护肝养目的效果。除了桑葚枸杞粥，给大家推荐另一种养肝的粥，用菠菜和猪肝做材料熬粥，这种粥口味清淡，养肝的效果也很好。

从中医学的角度说，肝脏与眼睛具有非常密切的关系。如果你的肝脏湿热重，首先便会在眼睛里表现出来：眼睛浑浊而黄；如果你的肝火很旺，首先也会在眼睛里表现出来：眼睛红甚至发炎；如果你的肝气亏，你看书稍久就容易疲劳，进一步亏下去，便是近视眼了；如果你的肝气很足，你的视力一定很好，即使你是个乙肝病人。对于乙肝病人而言，如果视力很好，那是好事，至少表明你的肝气足，如果同时眼睛不觉得干涩，那么表明肝阴也足，这种情况治疗比较容易见效快；如果视力很好但有些发黄，那么肝脏只湿热偏重，可用些茵陈等治疗；如果视力容易疲劳或视力不好，那么肝气不足，治疗的时间会长些，且在治疗的过程中必须补肝气。

提到肝，就不得不说喝酒时怎么护肝。

家人聚会或有朋友来家里聚餐，免不了要喝酒，喝酒少不得下酒菜。如何才能让大家吃得舒服又不伤身体？做几款富含蛋白质的菜。酒水入肠，会影响人体的新陈代谢，人体容易出现蛋白质缺乏。因此，下酒菜里应有含蛋白质丰富的食品，如家常豆腐、清炖鸡、烧排骨等等。做菜时宜放些糖。酒的主要成分是乙醇，进入人体在肝脏分解转化后才能排出体外，这样就会加重肝脏的负担。所以做下酒菜时，应适当选用几款保肝食品。糖对肝脏具有保护作用，下酒菜里最好有一两款甜菜，如做些糖醋鱼、糖藕片、糖炒花生米等。备几款碱性食品。因为鸡鸭鱼肉等多属酸性食品，为了保持体内的酸碱平衡，下酒菜里应有碱性食品，如炒豆芽、菠菜、苹果、橘子等果蔬食品。此外，醋能与酒里的乙醇发生化学反应，生成具有解酒作用的乙酸乙酯。所以，下酒菜里也不应少了醋，以减少酒对人体的伤害。

平和中气，肝病食养方略

　　《黄帝内经》有"厥阴不治，求之阳明"及厥阴应"调其中气，使之和平"之论。故慢性肝炎每当出现肝气亢盛，木盛侮脾时，其脾气必虚，此时必须扶脾抑木，以制过盛之肝气。倘脾气衰败，纵有灵丹妙药，亦难起沉疴。那么我们该如何治疗肝病呢？

　　慢性活动型肝炎重点在于滋养肝肾之阴，肝藏血，肾藏精，精血同源，肝血赖肾精供养，肾精依肝血补充，同源于水谷精微，有乙癸同源之说。如湿郁内盛，郁而化热，病久毒热耗损肝肾精血，致肝肾阴虚，阴虚而生内热，以致阴虚为本，热邪为标，则发为本虚标实证。彭勃认为，对乙型慢性活动性肝炎病人来说，治疗中保存一分阴血便有一分生机，并要防止阴亏进一步发展致动血出血。一贯煎是滋补肝阴的代表方。若从"体阴用阳"出发调补肝气时可重用生黄芪。慢性肝病的治疗中只有阴血得以补充，病情才能得以恢复，切忌再伤其阴，唯有阴血得复，血燥得滋，肝得柔养，肝功能的恢复才有可能获得巩固，而免于复发。彭勃认为"阴无骤补之法"，养阴须在辨证准确的基础之上守方稳进，方可取得较好疗效。他选用养阴之品常用山药、大枣并以其为伍，既益气又养阴，既生津又调营，健而不燥，补而不腻。

治疗乙型肝炎一般以解毒为重点，解毒既要解热毒，同时又要注意解湿毒，解热毒常用白花蛇舌草、蒲公英、板蓝根、野菊花、虎杖、苦参、半枝莲、败酱草、鱼腥草、连翘等，解湿毒用土茯苓、粳米、半边莲、蚕沙、萆薢等。但对于慢性病来说，"邪之所凑，其气必虚"，即使患病不久，仍有虚证，所以祛邪药物只能暂用而不可长用，防止虚虚之戒。尤其在解毒的同时仍要注意避免伤阴，一不可过于辛燥，二不可过于苦寒。

治疗肝炎的食疗方剂：

食疗方一：茵陈粥

【原料】茵陈50克，香附6克，粳米100克，白糖适量。

【做法】将香附研末，茵陈洗净入锅加水煎煮，去渣后与粳米、香附末同煮粥，入糖温食。

【功效】有疏肝利胆、理气化湿作用。适用于急、慢性肝炎肝区胀闷伴少量黄疸者。

食疗方二：鸡骨草田螺汤

【原料】鸡骨草30克，田螺250克。

【做法】将田螺用清水养1～2天，去污浊，把田螺的根尖部剁掉，放入锅中加水适量与鸡骨草一起煎煮，熟后去渣饮汤。

【功效】有疏肝散瘀、清热利湿作用，适用于慢性肝炎肝功能慢性指标偏高者。

食疗方三：丹参茶

【原料】丹参20克。

【做法】将丹参洗净放入茶杯中，用沸水冲泡，代茶饮，每日1剂。

【功效】有活血化瘀及抑制纤维组织增生，防止肝硬化作用，适用于慢性肝炎肝功能稳定期。

治疗脂肪肝的药膳：

食疗方一：山楂首乌汤

【原料】山楂30克，何首乌30克，泽泻9克。

【做法】将上述三药洗净放入锅中，加水煎煮30分钟，去渣后温服。

【功效】有消食降脂作用，适用于脂肪肝、胆固醇和三酰甘油偏高者。

食疗方二：菊花决明子粥

【原料】菊花10克，决明子15克，丹参15克，粳米30克。

【做法】将三药洗净放入锅中，加水适量煎煮20分钟，去渣取汁与粳米同煮成粥，酌加蜂蜜温服。

【功效】具有祛风平肝、活血化瘀作用，适用于脂肪肝、高血脂或伴有尿糖、血糖升高者。

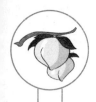

治疗肝硬化的食疗方剂：

食疗方一：山药炖甲鱼

【原料】山药50克，莲子20克，甲鱼1只。

【做法】将甲鱼放入热水中使其排尿，剖腹去内脏，入锅加山药、莲子、调料及适量水，用文火炖1小时，食肉饮汤。

【功效】具有益气健肝、软坚散结作用，适用于慢性肝炎、肝硬化、面色萎黄、神疲乏力、腰膝酸痛或肝硬化、脾肿大者。

食疗方二：薏米赤豆汤

【原料】薏苡仁30克，赤小豆30克，红枣5只，白糖适量。

【做法】将各药入锅加水适量及白糖煮半小时，作膳食用。

【功效】具有化湿利水、健脾养肝作用，适用于肝硬化腹水初起者。

食疗方三：猪苓鲫鱼汤

【原料】鲫鱼500克，猪苓30克，冬瓜皮30克，生姜3片。

【做法】将活鲫鱼活杀去鳞、腮及内脏，洗净入锅，加猪苓、冬瓜皮、生姜、适量调料及水，文火煮1小时，去药渣食肉饮汤。

【功效】有养阴健肝、利水消肿作用，适用于肝硬化形体消瘦、小便不利或轻度腹水者。

第五节

相傅之官——肺病食养

《黄帝内经》有云："肺者，相傅之官，治节出焉。"王冰是这样解释的："位高非君，故官为相傅。主行荣卫，故治节由之。"张景岳注："肺主气，气调则营卫脏腑无所不治。"心为君主之官，肺犹宰相辅佐君主，肺在人体中相当于一个国家的宰相，可见肺的地位之高。我们都知道在一个国家里，宰相的地位是仅次于皇帝的，"一人之下，万人之上"。人的肺脏也是处于这么个地位。宰相是处理国家各种事物的，起着治理调节的作用。我们的肺同样是通过气来治理调节全身的。肺的第一大功能是主气，主全身之气。肺不仅是呼吸器官，还可以把呼吸之气转化为全身的一种正气、清气而输布到全身。《黄帝内经》还提到"肺朝百脉，主治节"。百脉都朝向于肺，它是通过气来调节治理全身的。半夜三点到五点的时候，是肺经当令，它开始重新分配全身的气血，所以夜里三点到五点的睡眠，是必须要保障的。这个时候人们如果不睡，就会干扰肺气对全身气血的输布。

 肺开窍于鼻，治肺病先拿鼻子"出气"

中医学认为肺主鼻，鼻为肺之窍。《黄帝内经》中说："西方生燥，燥生金，金生辛，辛生肺，肺生皮毛，皮毛在肾，肺主鼻。其在天为燥，在地为金，在体为皮毛，在脏为肺，在色为白，在音为商，在声为哭，在变动为咳，在窍为鼻，在味为辛，在志为忧。忧伤肺，喜胜忧，热伤皮毛，寒胜热，辛伤皮毛，苦胜辛。"其实就是说肺主鼻，开窍于鼻。

那我们的鼻子为什么会经常流鼻血？中医学认为流鼻血是由于人的气血上逆导致的。鼻属于肺窍，鼻子出现病症，一般来说，与肺和肝等部位出现异常有着很大的关系。当人的气血上升，特别是肺气较热时，人就会流鼻血。肺气过热时，人的眼底也会带血或出血。上火和流鼻血的原因是一样的，都是气血上逆导致的结果，但上火不是导致鼻子出血的原因。至于为什么在冬天流鼻血特别严重，主要是在寒冷的天气下，我们喜欢吃一些热腾腾的食物，在进食时，阵阵的热气会令鼻腔内的血液加速运行，若鼻黏膜天生较薄或因曾经受伤，则容易流鼻血。此外，在寒冷干燥的环境下，我们需要更多血液流经鼻腔，以提高温度和湿度，鼻黏膜的微血管因而容易充血，引致流鼻血。

鼻是气体出入的通道，与肺直接相连，所以称鼻为肺之窍。鼻的通气和嗅觉作用，必须依赖肺气的作用，肺气和畅，呼吸调匀，嗅觉才能正常，所以说"肺气通于鼻，肺和则鼻能知香臭矣"。鼻为肺窍，因此鼻又成为邪气侵袭肺脏的道路。在病理上，肺部的疾病，多由口鼻吸入或邪所引起。肺气正常，则鼻窍通利，嗅觉灵敏；若肺有病，则可出现鼻塞、流涕、嗅觉异常，甚则鼻翼扇动、呼吸困难等症。故临床，可把鼻的异常表现，作为推断肺病变的依据之一。在治疗上，鼻塞流涕、嗅觉失常等疾病，又多用辛散宣肺之法，如针刺耳部肺穴可治鼻息肉、慢性鼻炎等疾病就是根据"肺开窍于鼻"这一理论作。

《医学心语》指出："鼻头色青者，腹中痛。微黑者，有痰饮。黄色者，为湿热。白色者，为气虚。赤色者，为肺热。明亮者，为无病也。"因此，当肺气虚时可见鼻头苍白，此属卫气不能宣发于肌表，腠理不固，寒邪得以外袭，肺为寒邪所遏，清肃失常，寒邪凝聚鼻窍，津液停滞，出现黏膜肿胀色淡，阵发性喷嚏、涕清稀等，此为肺气虚寒证也。在日常多见的过敏性鼻炎病人，症见鼻窍奇痒，喷嚏连连，继则流大量清鼻涕，鼻塞不通，嗅觉减退，平素恶风怕冷，易感冒，气短，面苍白，每遇风冷则易发作，反复不愈，此类也属肺气虚寒证。以上都说明了鼻与肺在生理、病理上密切相关。

鼻子既然这么重要，我们该怎么样保护自己的鼻子呢？

首先要经常清理鼻子，也就是给鼻子洗澡。人不可避免地会吸入污染的空气，这些污染物在鼻腔内留下了大量污垢，如得不到有效清洗，就会侵害鼻腔黏膜的健康。因此，要经常给鼻子"洗洗澡"，尤其是在早晨洗脸时，用冷水多洗几次鼻子，改善鼻黏膜的血液循环，增强鼻子对天气变化的适应能力，预防感冒及各种呼吸道疾病。

每天做鼻外按摩。用左手或右手的拇指与食指，夹住鼻根两侧并用力向下拉12次。这样拉动鼻部，可促进鼻黏膜的血液循环，有利于正常分泌鼻黏液。

按摩印堂穴也可以保护鼻子。用拇指、食指和中指的指腹点按印堂穴（在两眉中间）1～2次，也可用两手中指，一左一右交替按摩印堂穴。此法可增强鼻黏膜上皮细胞的增生能力，并能刺激嗅觉细胞，使嗅觉灵敏，还能预防感冒和呼吸道疾病。

按摩迎香穴治疗鼻病。以左右手的中指或食指点按迎香穴（在鼻翼旁的鼻唇沟凹陷处）若干次。在迎香穴位有面部动、静脉及眶下动、静脉的分支，是面部神经和眶下神经的吻合处，按摩此穴既有助于改善局部血液循环，防治鼻病，还能防治面部神经麻痹症。

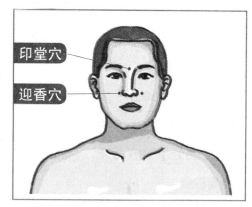

第五章 五脏食疗

207

外邪侵肺，食说温肺益气

中医学认为，肺病由外邪侵袭，或痰饮内聚，或肺气肺阴不足所致，亦可因其他脏腑、血脉病证传变而致。《黄帝内经》："肺病者，喘咳逆气，肩背痛，汗出，尻阴股膝髀腨胻足皆痛。虚则少气，不能报息，耳聋，嗌干。"《难经》："假令得肺胀，其外证面白，善嚏，悲愁不乐，欲哭，其内证齐右有动气，按之牢，若痛，其病喘咳，洒淅寒热，有是者肺也。"肺病有寒热虚实之分。《太平圣惠方》："若肺虚则生寒，寒则阴气盛，阴气盛则声嘶，语言用力，颤掉缓弱，少气不足，咽中干，无津液，虚寒之气，恐怖不乐，咳嗽及喘，鼻有清涕，皮毛焦枯，诊其脉沉缓者，此是肺虚之候也"、"夫肺实则生热，热则阳气盛，阳气盛则胸膈烦满，口赤鼻张，饮水无度，上气咳逆，咽中不利，体背生疮，尻阴股膝踹胫足皆痛，诊其脉滑实者，是脉实之候也。"治有祛风宣肺、清热润燥、肃肺化痰、温肺化饮、滋阴降火、益气养阴诸法。

治疗哮喘的食疗方剂：

食疗方一：清咽饮

【原料】乌梅肉10克，麦冬15克，生甘草5克，桔梗10克，沙参15克，玄参15克。

【做法】将以上药制成粗末，混合备用。每次用10克放入茶杯中，以沸水冲泡，当茶饮。每日3次。

【功效】清咽利喉，润肺止咳。适用于风热侵肺所致咳嗽、咽喉痛等症。

食疗方二：杏仁蒸肉

【原料】龙眼肉100克，鲜莲子200克，冰糖150克，白糖50克，湿淀粉适量。

【做法】将龙眼肉放入凉水中洗净（块大的撕成两半），捞出控干水分。鲜莲子剥去绿皮、嫩皮，并去莲子心，洗净，放在开水锅中氽透，捞出倒入凉水中。在锅内放入750毫升清水，加入白糖和冰糖，烧开撇去浮沫。把龙眼肉和莲子放入锅内，用湿淀粉勾稀芡，锅开盛入大碗中即成。

【功效】健脾安神，补益气血。适宜于血虚心悸、健忘失眠、气血不足、脾虚泄泻、浮肿以及妇女因气血两虚引起的病症。

治疗支气管炎的食疗方剂：

食疗方一：杏霜汤

【原料】粟米500克（炒为面），杏仁100克（去皮尖麸炒研），盐60克炒研。

【做法】将三物混合搅拌均匀，每日晨起用滚开水冲调10~20克，空腹食用。亦可加入酥油少许。

【功效】可利肺止咳。适宜于咳嗽日久不愈、慢性支气管炎等症。

食疗方二：四仁粥

【功效】白果仁、甜杏仁各1份，胡桃仁、花生仁各2份，鸡蛋1个。

第五章　五脏食疗

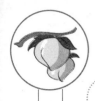
【做法】将上4味果仁共研成末，每次取20克，加鸡蛋1个煮1小碗服食。

【功效】可止咳平喘。适用于中老年慢性气管炎。

食疗方三：猪肺粥

【原料】猪肺500克，大米100克，薏苡仁50克，料酒适量。

【做法】淘净的大米、薏苡仁一起入锅内，并放入调味品，先置武火上烧沸，然后文火煨炖，米熟烂即可。

【功效】补脾肺、止咳。适用于慢性支气管炎。

治疗肺炎的食疗方剂：

食疗方一：复方菊花茶

【原料】金银花21克，菊花、桑叶各9克，杏仁6克，芦根30克（鲜者加倍），蜂蜜适量。

【做法】上述前5味用水煮，去渣，加入蜂蜜即可，代茶饮。

【功效】可清肺热。

食疗方二：五汁饮

【原料】荸荠、鲜芦根、鲜藕、梨、麦冬各适量。

【做法】将上述5味分别捣汁去渣，混合，每次饮30毫升，每日3次。

【功效】滋阴润肺。

治疗肺结核的食疗方剂：

食疗方一：黄精粥

【原料】黄精30克，粳米100克。

【做法】黄精洗净煎取浓汁，加入粳米煮粥，加入白糖食用。

【功效】适用于脾胃虚弱、体倦无力、食欲不佳、干咳无痰或肺痨咯血者。

食疗方二：鱼腥草冲鸡蛋

【原料】鱼腥草50克，生鸡蛋1个。

【做法】鱼腥草浓煎取汁，用沸汁冲生鸡蛋1个，一次服下，每天1剂，连用15天。

【功效】用于咳脓血臭痰。

食疗方三：猪肺花生煎

【原料】猪肺1具，花生米100克。

【做法】猪肺洗净切块，同花生米共入锅内，文火炖1小时，去浮沫，黄酒两匙，再炖1小时。每天2次，每次一大碗，食肺吃花生米。

【功效】治肺燥咳嗽带血。

第六章
因人而食

　　对于购物，我们都有这样的理性：只买对的，不买贵的。其实养生也一样，脏腑情况不同，食养的选择也就应该不一样。举例说，如果太虚了，本来是好东西的食物可能成为了毒药，不但不治病，还可能要人命，此时家常便饭就是宝。所以，病从口入，不仅有一个食物卫生的问题，还有一个食物与体质相宜的问题，如何才能"和平共处"呢？知己知彼才能体健心康，自然，这里的"己"说的就是自己的身体情况；而这里的"彼"则是指食物的性。

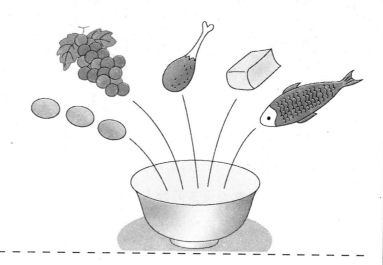

第一节

饮食美容：从里到外的"化妆"

化妆，更多的是一种覆盖，说到底就是遮羞。而通过食物的内在调养，从而实现人的外部美丽，不仅是一种美容的智慧，更是一种养生的智慧。所以，奉劝那些不惜任何代价，甚至节食的爱美主义者……或许改变美丽的外表不是最为迫切的。而至关重要的是要你改变打理美丽身体的观念——中医学让你的美丽从里到外透出来！

 一代女皇武则天的养颜圣品

提到关于女人的事情，我们想不能不提的就是武则天。据说，武则天古稀时，身体和皮肤依然像40岁少妇一样充满诱惑。来看看她是怎么养生驻颜的。

女皇之前是"才人"，在宫中是专为皇帝后妃出游准备车马的，在太宗出去打猎或游玩时，武则天总是骑马护驾，这使她练成了一身好骑术，长期的马上运动使她一直保持着健康和充沛的精力。另外，她在感业寺当了3年尼姑。在这3年里，她整日参禅打坐，在身心修养上取得了很大进步，这也成了她长寿的重要原因之一。

她有很丰富的精神生活，她不仅善书法，还爱读《老子》，对道家养生哲学很是推崇，她还曾号召全国臣民都来读这本《老子》呢。大家都知道《老子》这本仅五千多字的书，是一本极重视生命、崇尚自然的奇书。武则天还非常重视性事养生，据说七八十岁的女皇还可以享受性爱所带来的欢娱。性是什么？性就是命！性命是不可分的，没了性也离死不远了。和谐的性生活对人的身心健康非常有益。许多寡妇和鳏夫不仅容颜枯黄，而且也都是短寿。两性间的爱为什么欲死欲仙？中间若抽掉性，哪还能如此呢？性是情的基础，情是性的升华，有诗曰："情是何物，直教人生死相许？"

当然作为女人的武则天也是非常注重保养的一个人。御医们也为她的皮肤护理开出了很多美容秘方，有两个很有名的美容秘方是武则天常用的。一个是"益母草泽面方"，后世的医书中也曾经收录并改名为"神仙玉女粉"。益母草是妇科的良药，既可内服，也可外用。外用敷面，有治疗肤色黑、祛除面部斑点和皱纹等功效；经常使用能使皮肤滋润有光泽。

"益母草泽面方"具体的做法是，每年农历五月初五采集根苗全具的益母草，采集的益母草上不能带一点土。将采来的益母草晒干，粉碎后过细箩，加入适量的面粉和水，调和成鸡蛋大小的团药，晒干，然后用黄泥土制成炉子，炉子四边各开一个小孔，炉上层和下层放入炭火，两层间放置药丸，点火烧制。

大火烧一顿饭时间，改用文火慢慢煨制24小时，中间不能灭火，最后炼出的上等药丸应该是药色洁白细腻的。药丸一般制好取出后要凉透，放入瓷钵中，用玉锤研粉，过细箩，再研，如此反复，粉越细越好。接着将玉粉或鹿角粉掺入药内，然后将药放入瓷瓶密闭，用的时候再拿出来。

制作这种药丸非常讲究，包括采药的时间、药材的品色、制药过程中的火候等等，如果做不好，药丸变黑、变黄，都会失去功效。刚开始用这个药洗面，会觉得手开始变得润滑，脸上也有了光泽，以后逐渐会面生血色，脸色红润，如果长年使用，四五十岁的妇人，看上去也会像十五六岁的女子一样年轻。武则天80岁的时候，还能保持秀美的容貌，看来跟她经常使用这个美容秘方不无关系。

另一个美容方，是御医张文仲给武则天开的，叫常敷面脂。面脂作为养颜美容用品，在唐代很为流行，相当于我们今天的面膜，有别于今天的是，那时候的面膜都是用天然的药材制成的。这个方子的主要成分是用细辛、葳蕤、黄芪、白附子、山药、辛夷、川芎、白芷、瓜蒌、木蓝皮，加猪油炼成的。制作方法也很复杂，药要切碎，然后用酒浸泡一晚，再煎制，慢慢形成凝固，才能成为面脂。葳蕤、瓜蒌、猪油有滋阴润肤的功效，细辛、白附子、辛夷可以祛风通窍，黄芪可益气补肾，川芎、木蓝皮能活血保湿。所以这个面膜用后可以光洁皮肤、祛皱保湿，疗效还是很显著的。

 ## 人乳，慈禧的一道美容佳品

提到慈禧，真是让人深恶痛绝，但是静心读读她，她活得那么精致，让每个女人又是羡慕，又是嫉妒。美国女画家卡尔为慈禧画的几幅画像，她是这样描述慈禧的："我看眼前这位皇太后，乃是一位美丽极和善的妇人，猜度其年龄，至多不过40岁……身体各部分极为相称，美丽的面容，与其柔嫩修美的手、苗条的身材和乌黑光亮的头发……嫣然一笑，媚态横生，令人自然欣悦。"卡尔写这一段话的时候她是第一次见到慈禧，但慈禧当时已经近70岁了。当年伺候慈禧的女官德龄格格，曾经在她的回忆录《御香缥缈录》中记载，慈禧到老年时，肌肤仍然白嫩光滑如同少女一般，细腻光润。

她每天早晨都要喝银耳羹，据说常吃这个容颜不老，永葆青春。银耳，又称为白木耳，性味甘平，含有对人体有益的多种成分，特别是蛋白质和脂肪，是人体不可或缺的养颜美容品。能够补肾强体，固精调血，润肺止咳，补气补脑，强心美肤，尤其是能够滋阴养颜，养肤润肤，对于女性的养颜美容有特殊的疗效。如果女性年老体虚、咳嗽气喘、身热口渴，就应该多食银耳，会很快得到调理和滋补，能够提高造血功能，增强免疫力，增进健康细胞的生长。《本草再新》上说：银耳，能润肺滋阴。常吃银耳，可以永葆青春，容颜不老，它是保健、防病、养颜、美容和延年益寿的健康食品。

慈禧喜欢喝新鲜可口的人乳，在清代的时候人乳是贵族的一道美容佳品，所以喝的方法也很多，雍正皇帝一生之中自己最为中意的养生保健秘方，就是33味良药的龟龄集方。其中，人乳是最重要的一味良药。据说，是将人乳和精选的醋、井水、河水、烧酒等等经过数十道工序炼制。清末之时，备受西太后摧残的光绪皇帝，生命危在旦夕，御医给他开具的救命良方，就是人乳炖温，就是用人乳来炖一种可以入药的水草。

她每天用玉石擦脸。民间有"人养玉，玉养人"的说法。我们古代的贵族阶层几乎每个人都要佩带玉石。认为玉是吸收天地阴阳的产物。慈禧每天用玉石擦脸就是每日用白玉尺在面部搓、擦、滚。玉白玉尺是用珍贵的特种白玉石制成的一根短短的圆柱形玉辊子。另外，使慈禧皮肤"宛若处子"的另一个原因就是她每10天要服用一次珍珠粉，平时还会把珍珠粉混在护肤品中外敷到皮肤上。

慈禧喜欢用中药，在她早上的美容工作中，保养皮肤用玉蓉散，那是用白芷、白牵牛、防风、白丁香、白莲蕊等10余种药物研成细末，以水调浓，搓在面上，最后再用热水洗干净。刷牙前要固齿，固齿秘方更加复杂，要生大黄、熟大黄、生石膏、熟石膏、银杜仲、骨碎补各30克等10余种药物研成细末，先散擦在牙根上，洗完脸后，用冷水漱口。固完齿后又刷牙，刷牙要用固齿刷牙散，这散又要用十几种药才能配好。

自然，现在除非是小孩，基本上很难有食用人乳之说，那么，现在该如何秀出迷人风采呢？

看了武则天和慈禧的养颜秘方，是不是觉得很奢侈？其实我们身边的小东西也可以把你的美丽留下。

美容方剂：

◎美容方一：去皱膏

用蜂蜜、白糖和牛奶各适量调为膏，每日早晨或晚上涂于面部，保留10～20分钟后，再用清水洗去。经常使用可以减少或消除面部皱纹，并有润肤增白的作用。

◎美容方二：嫩肤去皱橘皮水

橘皮内含多种维生素及有机酸，可用以营养滋润皮肤，有明显的抗皱作用。常用橘子皮浸水洗脸，美容效果很好。

◎美容方三：添容丸

清初名医陈士铎应用古验方治疗粉刺效果很好。此方为轻粉、黄芩、白芷、白附子、防风各等量，共研为细末，用蜂蜜调好，做成丸子。每日洗脸后，用以擦面。本方也能治疗各种皮肤病，使容颜美好。

◎美容方四：苦瓜除粉刺方

苦瓜洗净挤汁加冰糖适量饮用。外用苦瓜汁擦患处。连用数日后，即可去除粉刺。

◎美容方五：悦泽面容方

取冬瓜仁250克，桃花200克，白杨树皮（去外面粗皮）100克，阴干研为细末，每日饭后服1克，日服3次。要想使脸面白一些可增加冬瓜仁剂量；要红一些则增加桃花剂量。据东晋著名医药学家葛洪介绍，服用30天后颜面变白，50天后手足均白。

减肥方剂：

◎减肥方一：白萝卜黄瓜减肥

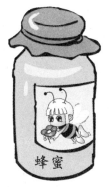

白萝卜、韭菜、黄瓜、绿豆芽，任选一种或多种，按常法炒食、配制菜肴均可。长期食用，并尽量节制吃高脂肪食品。白萝卜含有芥子油等物质，能促进脂肪类物质更好地新陈代谢，从而起到防止脂肪在皮下堆积的作用。韭菜含纤维素较多，有通便作用，能排出肠道中过剩的营养物。黄瓜含有丙醇二酸，能够抑制食物中的碳水化合物在体内转化成脂肪。绿豆芽含水分较多，被身体吸收后产生热量较少，不容易形成脂肪堆积在皮下。这4种蔬菜很适宜肥胖人食用，常食可使人轻身减肥，体壮健美。

◎减肥方二：三花减肥茶

玫瑰花、茉莉花、玳玳花、川芎、荷叶等，每次服1包，放置茶杯

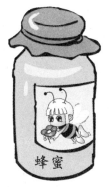
蜂蜜

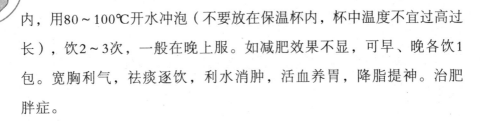

内，用80～100℃开水冲泡（不要放在保温杯内，杯中温度不宜过高过长），饮2～3次，一般在晚上服。如减肥效果不显，可早、晚各饮1包。宽胸利气，祛痰逐饮，利水消肿，活血养胃，降脂提神。治肥胖症。

◎减肥方三：保健美减肥茶

茶叶、山楂、麦芽、陈皮、茯苓、泽泻、六神曲、夏枯草、炒二丑（黑白丑）、赤小豆、莱菔子、草决明、藿香。共研粗末，每次用6～12克，泡开水当茶饮。15天为一疗程。利尿除湿，降脂降压，减肥。治高血压、血脂高的肥胖病人。

第二节
常见疾患：药食同源对症而吃

　　《黄帝内经太素》一书中写道："空腹食之为食物，病人食之为药物"，反映出"医食同源"的思想。"医食同源"是说中药与食物是同时起源的。《淮南子·修务训》称："神农尝百草之滋味，水泉之甘苦，令民知所避就。当此之时，一日而遇七十毒。"可见神农时代药与食不分，无毒者可就，有毒者当避。中国有一句名言："医食同源"，就是据此而来。很多中草药，既可作为治疗疾病的药物，同时也是很好的食品，就是我们日常生活中的很多蔬菜、水果常常也都同时具有食与药两方面的性能。因此，这些食品既可为食，又可为药，就成了饮食疗法丰厚的物质基础。

 小儿常见病的食疗方剂

治疗小儿哮喘的食疗方剂：

食疗方一：柚子鸡

　　【原料】小公鸡1只，青柚子1只。

　　【做法】小公鸡宰后洗净切碎。青柚子切开盖顶，去瓤。将鸡块塞入柚内，加少许酒和盐，盖上顶盖，放碗中隔水蒸约3小时，吃鸡喝汤。

　　【功效】有健脾防喘作用，适用于久喘体弱宝宝。

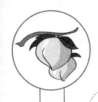

食疗方二：川贝蜜瓜

【原料】西瓜1个，贝母粉3克，蜂蜜50毫升，冰糖50克。

【做法】西瓜切蒂作盖，挖去少许瓤。加川贝母粉、蜂蜜、冰糖，加盖，置于大碗内，隔水蒸约1小时。吃瓜内汁液。

【功效】有清热、化痰、定喘作用，适用于咳喘、口渴、便秘、痰稠的宝宝。

治疗小儿遗尿的食疗方剂：

食疗方一：白果肾粥

【原料】猪肾（或羊肾）1对，白果15克，大米50克。

【做法】猪肾（或羊肾）洗净切碎，加酒及盐少许调和，白果15克，大米50克。一同放入锅中，加水熬粥服用。

【功效】有补肾固涩作用。适用于3岁以上肾虚体弱的宝宝。

食疗方二：菟石补肾粥

【原料】菟丝子、石菖蒲、补骨脂各10克，大米50克。

【做法】菟丝子、石菖蒲、补骨脂共煎20分钟，去渣留汁，加大米，熬粥服用。

【功效】有补肾开窍止遗作用。适用于遗尿频频、入睡不易唤醒的宝宝。

治疗小儿腮腺炎的食疗方剂：

食疗方一：板银粥

【原料】板蓝根10克，金银花12克，大米50克。

【做法】板蓝根、金银花加水煮20分钟，去楂取汁，加大米熬粥，再加适量砂糖服用。

【功效】有清热、解毒、消肿作用。适用于腮腺炎发热伴红肿明显的宝宝。

食疗方二：三豆粥

【原料】绿豆60克，赤小豆50克，黄豆30克，粳米100克，红糖30克。

【做法】将豆浸24小时，与粳米同煮，豆烂熟粥成，加红糖食之，每日1剂，分3次服完。

【功效】有清热利湿解毒作用。适用于小儿腮腺炎。

治疗小儿肠虫症的食疗方剂：

食疗方一：青梅汁

【原料】青梅30克，黄酒100毫升。

【做法】青梅洗净后放入碗内，加黄酒，加盖放入锅内，隔水蒸30分钟。每日晨服10毫升，连服7～10天。

【功效】有生津止渴、驱蛔止痛作用，适用于蛔虫及钩虫病。

食疗方二：醋姜汁

【原料】生姜100克，米醋250毫升。

【做法】生姜洗净，切丝，放入米醋中，置罐中密封1周后启用。每日晨服10毫升，连服3天。

【功效】有驱蛔作用，适用于肠蛔虫症。

老年人常见病的食疗方剂

食疗方一：山药粥

【原料】鲜山药150克，莲子（去芯）30克，粳米100克。

【做法】山药去皮切片，三品同煮为粥，早晚食之补脾肺，滋肾固精。

【功效】治疗脾肺气虚，脾虚泻，慢性久痢。

食疗方二：何首乌粥

【原料】何首乌30克，药芹30克。

【做法】煎水去渣，加粳米适量煮粥食之。

【功效】健脾胃，净血降压。

食疗方三：菊花决明茶

【原料】菊花3克，草决明20克，生山楂15克。

【做法】放入保温瓶中沸水冲泡半小时，即可食用，一日2～3次。

【功效】防止动脉硬化，降低胆固醇。

 女性经期饮食疗方

食疗方一：玄胡益母草煮鸡蛋

【原料】玄胡20克，益母草50克，鸡蛋2个。

【做法】将以上3味加水同煮，待鸡蛋熟后去壳，再放回锅中煮20分钟左右即可饮汤，吃鸡蛋。

【功效】本品有通经、止痛经、补血、悦色、润肤美容功效。

食疗方二：山楂桂枝红糖汤

【原料】山楂肉15克，桂枝5克，红糖30～50克。

【做法】将山楂肉、桂枝装入瓦煲内，加清水2碗，用文火煎剩1碗时，加入红糖，调匀，煮沸即可。

【功效】具有温经通脉、化瘀止痛功效。适用于妇女寒性痛经症及面色无华者。

食疗方三：益母草香附汤

【原料】益母草、香附各100克，鸡肉250克，葱白5根。

【做法】将葱白拍烂，与鸡肉、益母草、香附加水同煎。饮汤，食鸡肉。

【功效】适用于痛经，并能使皮肤有光泽。

食疗方四：姜枣红糖水

【原料】干姜、大枣、红糖各30克。

【做法】将前2味洗净，干姜切片，大枣去核，加红糖煎。喝汤，吃大枣。

【功效】具有温经散寒功效。适用于寒性痛经及黄褐斑。

第三节

体质养生：食疗养生"自知之明"

为什么有人高大威猛，有人短小精悍？为什么有人喝水也增膘，而有人油浸都不肥？这些生活中的常见现象，实际是不同的体质差异现象。什么是体质？体质，即身体素质，是指人体秉承先天（指父母）遗传、受后天多种因素影响所形成的与自然、社会环境相适应的功能和形态上相对稳定的固有特性。它反映了机体内阴阳双方的力量变化，而这种变化是由脏腑功能的盛衰所决定的，并以气血为基础。那我们该如何呵护自己的体质，使我们得到健康与快乐呢？

 阳虚之人吃肉有选择

阳虚之人的特点是，形体白胖或面色淡白无华，怕寒喜暖，四肢倦怠，小便清长，大便时稀，唇淡口和，常自汗出，脉沉乏力，舌淡胖。其人患病则易从寒化，可见畏寒蜷卧，四肢厥冷；或腹中绵绵作痛，喜温喜按；或身面浮肿，小便不利；或腰脊冷痛，下利清谷；或阳痿滑精，宫寒不孕；或胸背彻痛，咳喘心悸；或夜尿频多，小便失禁。对这类人来说温补脾肾、补阳是关键。五脏之中，肾为一身的阳气之根，脾为阳气生化之源，故当着重补之。

《黄帝内经》中说"肝气虚则恐"，"心气虚则悲"，阳虚是气虚的进一步发展，故而阳气不足者常表现出情绪不佳，易悲哀，故必须加强精神调养。要善于调节自己的情感，去忧悲，防惊恐，和喜怒，消除不良情绪的影响。此种人适应寒暑变化之能力差，稍微转凉，即觉冷不可受。因此，在严寒的冬季，要"避寒就温"，在春夏之季，要注意培补阳气。"无厌于日"，有人指出，如果能在夏季进行20至30次日光浴，每次15~20分钟，可以大大提高适应冬季严寒气候的能力。因为夏季人体阳气趋向体表，毛孔、腠理开疏，阳虚体质之人千万不要露宿在外，睡觉时不要让电扇直吹；有空调设备的房间，要注意室内外的温差不要过大，同时避免在树荫下、水亭中及过堂风很大的过道久停，一年四季都要注意防寒保暖。

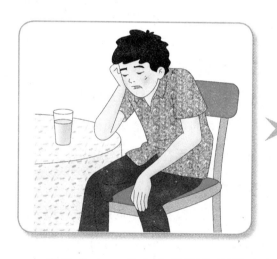

阳虚体质就是由于体内阳气不足，不能充分发挥其温煦、激发、推动作用，而使身体出现虚寒现象、使脏腑功能低下的一种体质状态。

在饮食上，多食有壮阳作用的食品，如羊肉、狗肉、鹿肉、鸡肉……根据"春夏养阳"的法则，夏日三伏，每伏可食羊肉附子汤一次。它的具体做法是：附片20克，杜仲15克，熟地黄9克，羊肉250克，葱、姜、胡椒粉各适量。将附片、杜仲、熟地黄用纱布包好扎紧，羊肉洗净切成小块，把羊肉块、药包及葱、姜、胡椒粉共放入沙锅中，加水适量，大火煮沸改小火慢炖，至羊肉酥烂时捞去药袋及葱、姜等，食羊肉喝汤。此汤可补肾、调经止血。

阳盛之人的多菜少肉

阳盛之人的特点是，形体壮实，面赤声高，喜凉怕热，口渴喜冷饮，小便热赤。若病则易从阳化热，而见高热、脉洪大、大渴、饮冷等症。因此平时要注意平肝清热，注意养性，少安毋躁。

阳盛之人易发怒，平时遇到生气之事，用理性克服情感上的冲动。在这里说一个修身养性的小方法，就是冥想。冥想有帮助人们减轻压力的作用。有规律地冥想，可调节大脑神经，让处于压力下的大脑得到放松。因此，冥想者较一般人更容易达到平静而快乐的状态。著名女演员海瑟·格拉汉姆曾在医生的指导下开始练习冥想，每天在起床后和下午各练习20分钟，她说："过去我时常因为一些小事情而长期担心忧虑，其实这都毫无意义。冥想让我懂得，内心的平静才是最重要的，如果拥有了这份平静，就拥有了所有的东西。"每天在美妙的音乐中，静心想像美好的事情，这不正是人生一大乐事吗？

此种人也比较爱动，要积极参加体育活动，让多余的阳气散发出去。至于饮食方面要忌辛辣燥烈食物，如辣椒、姜、葱等，对于牛肉、狗肉、鸡肉、鹿肉等温阳食物宜少食用。可多食水果、蔬菜，如香蕉、西瓜、柿子、苦瓜、番茄、莲藕等，可常食之。酒性辛热上行，阳盛之人宜戒酒。可以常用沸水冲泡菊花、苦丁茶饮用。大便干燥者，用麻子仁丸或润肠丸；口干舌燥者，用麦门冬汤；心烦易怒者，宜服丹栀逍遥散。

 ## 气郁之人需少饮酒

这种类型的人形体消瘦或偏胖，面色苍暗或萎黄，平素性情急躁易怒，易于激动，或忧郁寡欢，胸闷不舒，舌淡红，苔白，脉弦。若病则胸胁胀痛或窜痛；或乳房、小腹胀痛，月经不调，痛经；或咽中梗阻，如有异物；或胃脘胀痛，泛吐酸水，呃逆嗳气；或腹痛肠鸣，大便泄利不爽；或气上冲逆，头痛眩晕。

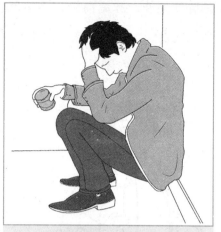

中医学认为，气郁多由忧郁烦闷、心情不舒畅所致。

此种人性格内向，神情常处于抑郁状态，根据《黄帝内经》"喜胜忧"的原则，应主动寻求快乐，多参加社会活动、集体文娱活动，常看喜剧、滑稽剧、相声，以及富有鼓舞、激励意义的电影、电视，勿看悲苦剧。多听轻快、令人欢愉的音乐，以提高情志。多读积极的、鼓舞心志的、富有乐趣的、展现美好生活前景的书籍，以培养开朗、豁达的性格，在名利上不计较得失，知足常乐。可以多练气功，它不仅可以强壮保健身体、陶冶性情，更着重锻炼呼吸吐纳功法，以开导郁滞。

饮食上，气郁的人可少量饮酒，以活血脉，提高情绪。多食一些能行气的食物，如佛手、橙子、柑皮、荞麦、韭菜、茴香、大蒜、刀豆、香橼等。也可以常用以香附、乌药、川楝子、小茴香、青皮、郁金等疏肝理气解郁的药为主组成的方剂，进行调理。

 痰湿之人少食肥甘厚味

这种人形体肥胖，嗜食肥甘，神倦，懒动，嗜睡，身重如裹，口中黏腻或便溏，脉濡而滑，舌体胖，苔滑腻。若病则胸脘痞闷，咳喘痰多；或食少，恶心呕吐，大便溏泄；或四肢浮肿，按之凹陷，小便不利或浑浊；或头身困重，关节疼痛重着，肌肤麻木；或妇女白带过多。

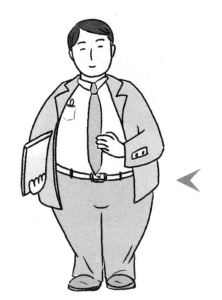

当人体脏腑阴阳失调、气血津液运化失调，易形成痰湿时，便可以认为这种体质状态为痰湿体质，多见于肥胖人或素瘦今肥的人。

　　这样的人不宜居住在潮湿的环境里；在阴雨季节，要注意湿邪的侵袭。痰湿体质，多形体肥胖，身重易倦，故应长期坚持体育锻炼，散步、慢跑、球类、游泳、武术、八段锦、五禽戏以及各种舞蹈均可选择。活动量应逐渐增强，让多余的皮下脂肪逐渐转变成结实的肌肉。饮食上要少食肥甘厚味，酒类也不宜多饮，且勿过饱，避免食积，以防生湿生痰。多吃些蔬菜、水果，尤其是一些具有健脾利湿、化痰祛痰的食物，更应多食之，如白萝卜、荸荠、紫菜、海蜇、洋葱、枇杷、白果、大枣、扁豆、薏苡仁、赤小豆、蚕豆、包菜等。

　　如果想调理此种体质的话，重点在于调补肺、脾、肾三脏。若因肺失宣降，津失输布，液聚生痰者，当宣肺化痰，方选二陈汤；若因脾不健运，湿聚成痰者，当健脾化痰，方选六君子汤，或香砂六君子汤；若肾虚不能制水，水泛为痰者，当温阳化痰，方选金匮肾气丸。

 ## 阴虚之人应节制性生活

阴虚之人形体消瘦，面色潮红，口燥咽干，心中时烦，手足心热，少眠，便干，尿黄，不能耐受春夏之热，多喜冷饮，脉细数，舌红少苔。严重时可出现潮热盗汗（肺阴虚），视物昏花（肝阴虚），或心悸健忘、失眠多梦（心阴虚），或腰酸背痛、眩晕耳鸣、男子遗精、女子月经量少（肾阴虚）。因此要注意补阴清热，滋养肝肾。阴虚体质者关键在补阴，五脏之中，肝藏

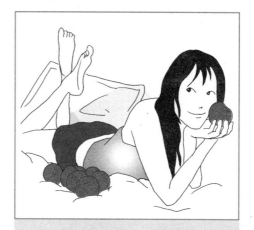

凡阴虚体质者，宜多吃些清补类食物，宜食甘凉滋润、生津养阴的食品，如芝麻、糯米、蜂蜜、乳品、甘蔗、蔬菜、水果、豆腐、鱼类等清淡食物。

血，肾藏精，同居下焦，所以，以滋养肝肾二脏为重要。

此体质之人性情较急躁，常常心烦易怒，这是阴虚火旺、火扰神明之故，故应遵循《黄帝内经》中"恬淡虚无"、"精神内守"之养神大法。平时生活中，要少与人争执，减少怒火。这样的人畏热喜凉，冬寒易过，夏热难耐，故在炎热的夏季应注意避暑。阴虚者当护阴，而性生活太过可伤精，应节制性生活。饮食上应保阴潜阳，宜清淡，远肥腻厚味、燥烈之品；可多吃些芝麻、糯米、蜂蜜、乳品、甘蔗、鱼类等清淡食物，对葱、姜、蒜、韭、薤、椒等辛味之品则应少吃。肺阴虚者，宜

服百合固金汤；心阴虚者，宜服天王补心丸；肾阴虚者，宜服六味地黄丸；肝阴虚者，宜服一贯煎；其他滋阴生津中药如女贞子、山茱萸、旱莲草亦可选用。

气虚之人需要益气养血

气虚之人形体消瘦或偏胖，体倦乏力，面色苍白，语声低怯，常自汗出，心悸食少，舌淡苔白，脉虚弱。若病症加重，可出现气短懒言，咳喘无力；或食少腹胀，大便溏泄；或脱肛，子宫脱垂；或心悸怔忡，精神疲惫；或腰膝酸软，小便频多；男子滑精早泄，女子白带清稀。这样的人注意要补气养气，因肺主一身之气，肾藏元气，脾胃为"气血生化之源"，故脾、胃、肺、肾皆当温补。

在饮食上可常食粳米、糯米、小米、黄米、大麦、山药、大枣、胡萝卜、香菇、鸡肉、鹅肉、兔肉、鹌鹑、牛肉、青鱼、鲢鱼。若气虚严重，当选用"人参莲肉汤"等药膳补养。人参6克，莲子10枚，冰糖15克。将参（红参或生晒参）、莲子

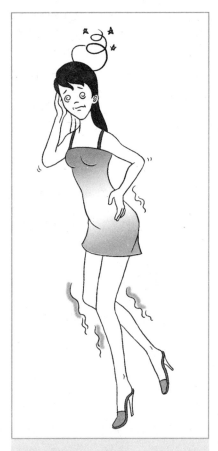

气虚体质是一身之气不足，以气息低弱、脏腑功能状态低下为主要特征的体质状态。

（去心）放入瓷碗中，加适量水浸泡，加上冰糖。将盛药碗置蒸锅中，隔水蒸1小时即成。每日1次，喝汤吃莲肉。人参捞出可供下次使用，可连煮3次，最后嚼服。脾脏在人体至关重要。故有"后天之本"之称。具有输布水谷精微、升清降浊、益气生血等功能，五脏六腑、四肢百骸皆赖以荣养。若饮食自倍，劳倦过度，或病后失调，则可致脾气虚弱，出现短气神疲、食少便溏等症状。人参补气健脾；莲子健脾止泻，养心益肾。平素气虚之人宜常服金匮薯蓣丸。脾气虚，宜选四君子汤，或参苓白术散；肺气虚，宜选补肺汤；肾气虚，可服肾气丸。

血虚之人不可劳心过度

　　这样的人面色苍白无华或萎黄，唇色淡白，头晕眼花，心悸失眠，月经量少，手足发麻，舌质淡，脉细无力。血虚之人要注意调理脾胃以助生化血液之源，滋补肝肾以补血。血虚的人，时常精神不振、失眠、健忘、注意力不集中，故应振奋精神。

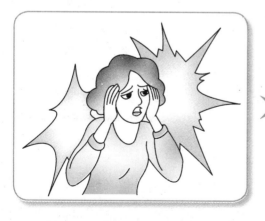

血虚体质的人面色苍白无华或萎黄，唇色淡白，头晕眼花，心悸失眠，月经量少，手足发麻，舌质淡，脉细无力。

　　当烦闷不安、情绪不佳时，可以听听轻快的音乐，看看喜剧，或观赏一场幽默的相声或哑剧，使精神振奋，心情愉悦。　要谨防"久视伤血"，"肝开窍于目"而"肝受血而能视"，也不可劳心过度。饮食上可常食桑葚、荔枝、松子、黑木耳、菠菜、大枣、胡萝卜、猪肉、羊肉、牛肝、羊肝、甲鱼、海参、平鱼等食物，因为这些食物均有补血养血的作用。也可常服当归补血汤、四物汤或归脾汤。若气血两虚，则需气血双补，选八珍汤、十全大补汤或人参养荣汤，亦可改汤剂为丸药长久服用。

血瘀之人要多动少酒

血瘀之人的体质特点是，面色晦滞，口唇色暗，眼周暗黑，肌肤甲错，易出血，舌紫暗或有瘀点，脉细涩或结代。若病则上述特征加重，头、胸、胁、少腹或四肢等处有刺痛感。口唇青紫或有出血倾向、吐血、便黑等，或腹内有癥瘕积块，妇女痛经、经闭、崩漏等。

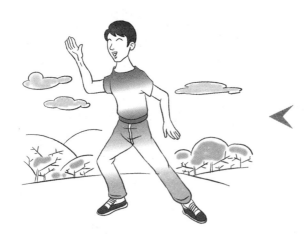

血瘀质的人心血管功能较弱，不宜做大强度、大负荷的体育锻炼，而应该采用中小负荷、多次数的锻炼。

血瘀体质者在精神调养上要培养乐观的情绪。精神愉快则气血和畅，营卫流通，有利血瘀体质的改善。反之，苦闷、忧郁则可加重血瘀倾向。多做有益于心脏、血脉的活动，如各种舞蹈、太极拳、八段锦、

动桩功、长寿功、内养操、保健按摩术，均可实施，总之以全身各关节
都能活动，以助气血运行为原则。饮食上可常食桃仁、油菜、慈姑、黑
大豆等具有活血祛瘀作用的食物，可饮少量黄酒，山楂粥、花生粥亦颇
相宜。可选用活血养血之品，如地黄、丹参、川芎、当归、五加皮、地
榆、续断、茺蔚子等。

第七章
趣说美食

————————————————————————————

　　吃，不仅是填饱肚子，咀嚼的也不仅仅是造型各异的食品，吸收的不仅仅是那些纤维与蛋白质等营养，为你保驾护航的也不仅仅是身体的健康，甚至穿肠而过的也不仅仅是你那些食物，还有文化，那是一种心灵之旅，人文之旅。在那些美食嫣然转身的背后，我们可以看到的是关于美食的故事，甚至是传奇。

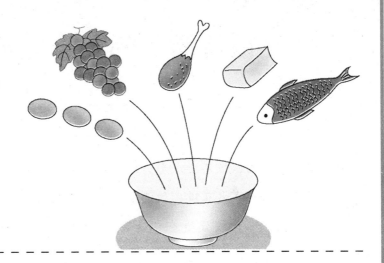

第一节

"文饭诗酒"的美味之旅

何谓"文饭诗酒"？顾名思义，即文章是饭，诗词是酒，都是"粮食"做的。吴修龄论诗云："意喻之米，文喻之炊而为饭，诗喻之酿而为酒；饭不变米形，酒形质尽变；啖饭则饱，可以养生，可以尽年，为人事之正道；饮酒则醉，忧者以乐，喜者以悲，有不知其所以然者。"李安溪更有"李太白诗如酒，杜少陵诗如饭"之说。其实，酒也如诗，饭也如诗。

"素"养：清鲜淡雅趣说养生

说起素菜，人们再明白不过了，指的就是那些以绿叶菜、果品、菇类、豆制品等易于消化的东西。现在的人大鱼大肉想吃就吃，甚至在说话的时候，也动不动就是"随着现在生活水平的提高"之类的话语，俨然一副"吃荤"才是生活水平提高的标志一样，这就有点像有的人固执地认为只有有钱才会幸福是一样的道理。其实，就这一点，古人跟我们有相类似的感受。清代袁枚的《随园食单》里就记载了至少有80余种蔬菜菜品的制作方法，他在书中还说："菜有荤素，犹衣有表里也，富贵之人嗜素甚于嗜荤。"可见，在过去，很多有钱人就开始在荤素菜品上有所侧重了。即跟现在很多城里人一样，注意素食的摄取。

《黄帝内经》在《素问·藏气法时论》将食物区别为了谷、果、畜、菜四大类，而且对这些食物在饮食生活中的地位与作用做了说明。

表明五谷是主食，而其他多为补充，所以，这就很鲜明地告诉那些喜欢杂成而食的人，不要来点烧烤之类的东西，主食不吃了，就奋不顾身地饮酒作乐，这对于身体是大大不利的。即使啃的是羊腿，吃的是羊腰，那也不行，健康会在这些看似营养的美食围攻下变得不堪生命之重。打个比方说，这就好比是花儿需要滋润，但如果你整天大量浇灌，就好像把它们培植在了水里一样，花，别说茁壮成长了，大体都会短命而亡。

　　吃素食，还能与一个人的身心涵养有关联。比如清代末年的薛宝辰在其撰写的《素食说略》中就记载了流行的170多种素食的制作方法。而且作为一个素食主义者，他坚决反对吃荤。甚至认为那些肉食者都是昏庸之徒。另一方面，则认为吃素菜是一种品性高尚的表现，因为在他看来，即使是一碗肉羹，那也是由许多禽兽的生命幻化而来的，喝下去人的心里也不会好受，因为人的想像力会总是想像这些亲属自由自在飞翔的样子，去想他们被捕获后挣扎的样子，甚至还会联想到把它们送到砧板上的可怜样子，所以，想想这些，就会让人难过得不忍心动筷子。当然，说素食养生，不仅仅是那些荤菜给人的心理感受问题，其素食本身也还有一个养心的过程。

　　就跟人的脾性一样，素食也有素食的气质，你比如，素食多体现的是一种清雅素净之感，清人李渔的《闲情偶寄》就说："论蔬食之美者，曰清、曰洁、曰芳馥、曰松脆而已矣。不知其至美所在，能居肉食之上者，忝在一字之鲜。"近乎是仁者乐山智者乐水一样，经常吃素食的人大多与这些素食有同样的内质，有清心寡欲之性。面对世事也多了一种淡定。这一点也同样被现代饮食学研究所证实。研究表明，素食可以调节人体的脏器功能，降低胆固醇，净化血液。进一步的研究证实，谷蔬含钙的成分比较多，而鱼肉等含磷比较丰富。从属性的划分来看，钙属于碱性，而磷属于酸性。所以食用磷质食品的人往往有活力，但凡事都会缺少耐力。换句话说，过多食用鱼肉的人，往往易于兴奋冲动和勇狂暴躁，缺乏一种从容和内敛的涵养，而素食者则往往表现得比较镇静，多显得人性和善，较为谦恭守礼。

值得国人庆幸的是，中国作为四大文明古国之一，在饮食文化方面有了厚重的积淀，在日常饮食需要中，我们的素菜就初步统计，也已经发展到了数千款之多，北京的"全素刘"，重庆慈云寺以素托荤的素菜，上海玉佛寺的素斋，他们大多是以面筋、腐竹、香菇、口蘑、木耳、玉兰片、竹笋等七十多种素雅的食物为材料，不仅能够烹制素材，甚至还能做出色香味俱佳的"荤菜"来，比如素火腿、素烧鸡、素烤鸭、银菜鳝丝等。素食的魅力还远远不是视觉的。我们从苏东坡与素食养生的一段关系中就能看出来。

苏东坡就曾在一篇叫《记三养》的文章中说："东坡居士自今日以往，早晚饮食不过一爵一肉，有尊客盛馔则三之，可损不可增。有召我者，预以此告之。主人不从而过是，乃止。一曰安分以养福，二曰宽胃以养气，三曰省费以养财。"这里说的意思是，东坡居士从今往后，早晚吃饭不过一杯酒、一块肉。如果有尊贵的客人来访，即便摆下丰盛的酒宴，也只是三杯酒、三块肉，只有少的没有多的。这是他请客的情况，如果是有人请他的话，那么，他就会事先向请他的人通报自己吃饭的原则。如果主人不听从非要超过这个标准，他就会干脆不去赴宴。为什么这样做？苏轼回答：一来安分养福气，二来宽胃养神气，三来省钱养财气。 从这里一方面我们可以看出苏东坡是一个很较真的人，另一方面我们也可以看出他是一个对生活很认真，较为崇尚素食的人。

满汉全席：誉满全球的食养

提到吃的盛宴，很多人会立马想到满汉全席。作为我国的一种具有浓郁民族特色的巨型宴席。满汉全席起兴于清代，是集满族与汉族菜点之精华而形成的饮食大宴。清入关后，情景有了很大的变化。六部九卿中，专设光禄寺卿，专司大内筵席和国家大典时宴会事宜。

据《大清会典》和《光禄寺则例》记，康熙以后，光禄寺承办的满席分六等：一等满席，每桌价银八两，一般用于帝、后死后的随筵。二等席，每桌价银七两二钱三分四厘，一般用于皇贵妃死后的随筵。三等席，每桌价银五两四钱四分，一般用于贵妃、妃和嫔死后的随筵。四等席，每桌价银四两四钱三分，主要用于元旦、万寿、冬至三大节贺筵宴，皇帝大婚、大军凯旋、公主和郡主成婚等各种筵宴及贵人死后的随筵等。五等席，每桌价银三两三钱三分，主要用于筵宴朝鲜进贡的正、副使臣，西藏达赖喇嘛和班禅的贡使，除夕赐下嫁外藩之公主及蒙古王公、台吉等的馔宴。六等席，每桌价银二两二钱六分，主要用于赐宴经筵讲书，衍圣公来朝，越南、缅甸等国来使。

光禄寺承办的汉席，则分一等、二等、三等及上席、中席五类，主要用于临雍宴文武会试考官出闱宴，实录、会典等书开馆编纂日及告成日赐宴等。其中，主考和知、贡举等官用一等席，每桌内馔鹅、鱼、鸡、鸭、猪等23碗，果食8碗，蒸食3碗，蔬食4碗。同考官、监试御史、提调官等用二等席，每桌内馔鱼、鸡、鸭、猪等20碗，果食蔬食等均与一等席同。内帘、外帘、收掌四所及礼部、光禄寺、鸿胪寺、太医院等各执事官均用三等席，每桌内馔鱼、鸡、猪等15碗，果食蔬食等与一等席同。文进士的恩荣宴、武进士的会武宴，主席大臣、读卷执事各官用上席，上席又分高、矮桌。高桌设宝装一座，用面二斤八两，宝装花一攒，内馔九碗，果食五盘，蒸食七盘，蔬菜四碟。矮桌陈设猪肉、羊肉各一方，鱼一尾。文武进士和鸣赞官等用中席，每桌陈设宝装一座，用面二斤，绢花三朵，其他与上席高桌同。

既有宫廷菜肴之特色，又有地方风味之精华；既体现了满族菜点烧烤、火锅、涮锅的特殊风味，同时又展示了汉族扒、炸、炒、熘、烧等烹调的特色，从数量上看，满汉全席，分为六宴，均以清宫著名大宴命名，全席计有冷荤热肴一百九十六品，点心茶食一百二十四品，计肴馔三百二十品。一般至少也得一百零八种（其中南菜54道：30道江浙菜，12道福建菜，12道广东菜；北菜54道：12道满族菜，12道北京菜，30道山东菜），分3天吃完。实乃中华菜系文化的瑰宝。

满汉菜品的丰富自是不必多说了，营养也早已经不在话下，由于菜品的丰富，满汉全席往往还要分成几餐甚至几天来吃，尽管奢侈点，也算是体现了《黄帝内经》"饮食有节"的原则。从现代饮食营养的角度来认识，还有那么些营养均衡的道理所在。因为，尽管我们看到有很多的山珍野味之类的珍品菜肴，但同时也有宫廷小黄瓜、酱黑菜、糖蒜、腌水芥皮等一些清新可口的素菜。所以，从这些角度，我们说满汉全席，不仅仅是一种饮食的盛宴，也是饮食文化的集中体现，是一种养身也是养心的旅行。

从喝酒的规矩说养生

酒，按造字法来看，它是个会意字。也就是说，我们可以从"酒"

这个字大体知道酒的内涵，其从水，从酉。"酉"本义就是酒。"酉"亦兼表字音。其本义是用高粱、大麦、米、葡萄或其他水果发酵制成的饮料。

喝酒看上去是一个吃吃喝喝的事情，但从古到今，喝酒都有大量的讲究，规矩很多。但在这里首先要说的一点就是，最大的规矩就是守住《黄帝内经》所说的勿"以酒为浆"的规矩。在说明了这一点的基础上，我们再来看看那些酒中的规矩。而且现代人和古代人尽管讲究不同，但该喝不喝，那在现在会有人跟你翻脸，在古代甚至会因此没命。

据《汉书·高五王传》就有这样的记载，说齐悼惠王的次子刘章，是一个刚烈的男儿，办事果敢认真，有一次吕后令他为酒吏，他对吕后说，"臣为将门之后，请允许以军法行酒"，当时吕后也没有想那么多，没加思索就同意了。结果吕后宗族的一个人因为逃醉酒被他发现了，他即追而杀之，并且提着人头向吕后报告，自然，吕后是大惊失色，但由于已经同意过，又无可奈何。从这里我们也可以看出，那个时候酒吏执掌的重要性。

现在喝酒还有一个较为普遍的说法就是"酒过三巡"，一个明显的例子，如果这之后才入席的人，不管你有什么事情，都要自罚3杯。为什么自罚3杯呢？就是因为"酒过三巡"了。所谓"三巡"就是三遍。主人给每位客人斟一次酒，如巡城一圈，斟过3次，客人都喝光了，这就叫"酒过三巡"。至于怎么才算是一遍。有不同的说法：一种说法是，同桌有5个人，每个人都喝了一次，那就是一轮，也就是"一巡"。这是"巡"的最初意思；另一种说法则是每个人都把酒干了，才叫一巡。

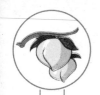

　　现在的人，好像酒过三巡了，才刚刚拉开了喝酒的序幕。其实在古代，酒过三巡就到了有事说事，没事就散宴的时间了，属于宴会进入尾声的一种说法。但现在，却将这个时候当做了润口结束，开始进入"劝君更尽一杯酒"的时候。说起现代人喝酒，我们再熟悉不过了，基本上都会跟情感扯上关系，出现新时代的"煮酒英雄论"，所以便有了"感情深一口闷，感情浅舔一舔"，更有甚者，则高唱"感情铁喝出血"的论调。

　　酒虽为粮食所酿造，是粮食发酵后酿造而成的精华的浓缩。但从养生的角度来看，饭尚且还只能吃个八分饱，何况是酒呢？对此，《黄帝内经》更有明确的论述，其说是"以酒为浆，以妄为常，罪以入房，以欲竭其精，以耗散其真，不知持满，不时御神，务快其心，逆于生乐，起居无节，故半百而衰也"。

　　由此可见，酒喝多了，人不仅容易犯错误，而且还很容易衰老。犯错误这一点，我们从交通局事故科的统计就能看出来。据部分地方统计显示，有将近一半的交通事故是由于酒后驾车引起的。自然，喝酒坏事，不仅仅是交通对于安全的威胁，更为普遍的是伤及人体健康。从酒醉后的表现来看，一是呕吐，几乎把心肝肺都要倒出来一样，伤害身体自然是不必多说，再就是很多人在酒后往往表现出一定的亢奋，从而出现行房事的情况。

　　诸如此类等等，我们不难看出，酒过三巡其养生的含义是"饮酒有节"。所以，这就是《黄帝内经》将"以酒为浆"跟衰老直接挂钩的一个最为主要的原因之所在。也是现代很多人都想不明白，为什么现在的人吃的好了，反而四五十岁看上去就很衰老的一个原因所在。所以，早在西周，饮酒的礼仪就被概括成为了4个字：时、序、数、令。所谓的时就是严格掌握饮酒的时间，他们怎么规定饮酒时间的呢？一般只能是再冠礼、婚礼、丧礼、祭礼或者是喜庆典礼的场合下才能饮酒。违时就是违礼；序，则指的是在饮酒的时候，先天、地、鬼、神，而后长、幼、尊、卑的顺序，违序也被视为是违礼；数，就是再饮酒的时候不可发狂，要适可而止，三爵之后就不能再饮了，过量也被认为是违礼；令，就是在酒筵上要服从酒令官的意志，不可随心所欲，否则也会被看作是违礼。从这些"规矩"中，我们都能看到一个共同的东西，那就是"有节"。其实，不仅是饮酒之饮要讲求一个节制，就是饮食之食也一样。

 ## 菜名中的文化与养心

生活好了，对于吃都很讲究，这里不仅是一个色、香、味俱佳的问题了，菜名也大有讲究，可以在你大饱口福之后，依然回味无穷。

中国人的餐桌上就没有无名字的菜，直到现在，几乎所有的餐馆在上菜的时候，还有报菜名一说，如果你有兴趣的话，问问服务员菜名的来历，大体他们能出乎意料地为你说出一大堆关于菜名的来历。一个巧妙的菜名或者有一段美丽的传说，让你拍案叫绝；一个有趣的菜名，或许蕴藏着一个历史的典故，让你思绪飘飞；而一个通俗的菜名，或许又能让你在饮食的同时，享受到一份童真与谐趣。中国菜的取名多彩多姿，糅合着文化、艺术等方面的结晶品，甚至在它的背后，还可以抽提出千丝万缕可歌可泣、今愁古恨的情愫和诗篇，令人目不暇给。从手法上不但用写实主义的手法，也用浪漫主义的笔调；不但有政治、历史、地理的背景，也有神话、民俗、传说的情趣。

比如，中国菜用写实手法来命名的就有柠檬鸡片、滑溜里脊、葱烤排骨、干煎黄鱼等，写实的手法尽管少了许多的浪漫和艺术，但就饮食的角度来看，能让很多人在点菜的时候，就大体选出自己喜欢吃的美食来，不会在菜上来的时候，才出乎意料地大惊那不是你想吃的东西；写意手法命名的，则有龙虎会、凤爪龙衣、狮子头、佛跳墙、夏赏荷香（鲜莲鸭羹）、燕子归巢、全家福等等。这一类的命名也多得不胜枚举； 以人物命名的菜式，如东坡肉、宋嫂鱼羹、宫保鸡丁（丁宝桢，因为戍边御敌有功被朝廷封为"太子少保"，人称"丁宫保"，其家厨烹制的炒鸡丁，也被称为"宫保鸡丁"）、李鸿章杂烩、麻婆豆腐、组庵鱼翅（美食家谭组庵家厨所烹调的菜式）；以神话、传说、民俗命名的，如鸿门宴（蟹黄燕窝）、哪吒童鸡、鲤鱼跳龙门、桃园三结义。

此外，还有很多美食是跟女性有关的。这或许就是因为女性之美能跟美食相互辉映的缘故。或许现在爱说的"秀色可餐"也是这个道理。比如成都万福桥的陈麻婆豆腐，不过是麻辣豆腐加些牛肉丁罢了，其白、嫩、辣、烫自然让人联想到女人。又因为点缀了牛肉丁，所以又叫麻婆；一个清蒸仔鸡，起名为"贵妃鸡"或"贵妃醉酒"。吃着光润油亮、酒香四溢、鸡肉酥烂、汤味醇和的清蒸仔鸡，既能想起描写杨玉环"温泉水滑洗凝脂"的词句，又像"贵妃醉酒"一般，久久不能忘怀。诸如此类的美食也不少。

其他还有的菜名多在雅俗中，让你多了一份谐趣，比如"母子相会"，就是黄豆与豆芽的组合；"雪山飞狐"就是炸虾片（白色），上面有几个很小的炸虾皮；"走在乡间的小路上"，则是红烧猪蹄，然后边上镶点香菜；"波黑战争"弄成了菠菜炒黑木耳；"青龙卧雪"，就是一盘白糖上面放根黄瓜；"关公战秦琼"就是西红柿炒鸡蛋，即红脸和黄脸。

此外，还有跟数字有关的菜名，如我们比较熟悉的一品豆腐、二龙戏珠、三元牛头、四喜丸子、五柳鱼、六合猪肝、七星螃蟹、八珍糕、九丝汤、十景素烩、百鸟朝凤、千里酥鱼。

从饮食的体验来看，一个美妙的菜肴命名，不仅是一个生动的广告，同时，作为菜肴本身的一部分，菜名给人的是美好的感受，通过听觉或者视觉的感知传达给大脑，产生了一连串的心理效应，而在吃饭的同时，享受一种质朴之雅、意趣之雅、奇巧之雅。

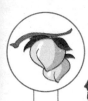

第二节

民以食为天：千谚万语说健康

有人说"一句中肯的忠告比得上一百两黄金"，那么，比赚钱更加重要的忠告就是养生。因为生命是拥有一切的基础。大浪淘沙，搜罗那些经过千百年历史沉淀下来的养生智慧，从那些民谚俗语中发掘呵护健康的忠告，几个字、一句话，告诉你一则受用一生的养生秘诀，一则小故事，又能让你领略一用就灵的养生知识，远离疾病，快乐生活，这些"忠告"就不仅显得急切，而且显得实惠。

 人是铁饭是钢，不吃不补心发慌

"养生之道，莫先于食。"从生活的实践我们还知道，饮食不仅是一个吃饱肚子的问题，还能帮助我们预防和治疗疾病。自然最为基础的还是维持生命，促进身体的成长。而现在所说的饮食养生从最基本的角度来看，其指的就是应用食物的营养来防治疾病，促进健康长寿。说到营养，可能很多的人认为营养是现在生活水平大幅度提高过后的事情，事实上，远不是如此。

在我国，利用调整饮食作为一种养生健身手段有着悠久的历史，我们的祖先早在2000多年前的周代就已经认识到了饮食养生的重要性。在周代的宫廷里已配有专门从事皇家饮食的"食医"，即专门进行饮食调养的医生。就相当于现在西方一些家庭营养专家相类似，这也告诉一些人，在将目光投向西方的时候，更多的时候也看看我们的老祖宗。

再说，到了魏晋南北朝时期，已有了《食经》，即有了一部系统论述食物养生功能的经典。唐代名医孙思邈对饮食养生作了重大贡献，他尤其擅长治疗老年病，著有《备急千金要方》和《千金翼方》，其中有很大篇幅是论述饮食养生的。在他老人家看来，对老年人疾病的治疗，首先要注重饮食。因为食能排邪而安脏腑、悦神爽志以资气血，而药性烈，犹若御兵，药势有所偏助，令人脏气不平，易受外患，所以若能用食平疴，适性遣疾，最易收养生之效。由于孙思邈大力提倡饮食养生，所以，唐代的饮食养生得到了很大的发展，至宋代王怀隐《太平圣惠方》的问世，饮食养生已初步形成一门专一的学科。

吃饭的重要性，我们说了，还在于预防和治疗。从这个角度讲，饮食所起到的作用是"补"。对于补，我们还有一种说法能阐释食补的重要性，即"药补不如食补"。那么，什么是食补呢？

所谓食补，食，我们都知道就是食物，所谓的补，补什么呢？一种说法是通过调整饮食来补养脏腑功能，促进身体健康和疾病的康复。另一种说法是，补的是身体的精气，是补的气血。实际上二者说的是一回事儿。需要强调的一点是，中医学里所说的脏腑，大多时候，并非是在说脏腑这些形状各异、功能各不相同的器官，而是说的脏腑之气。比如，心有心气，肺有肺气，肝有肝气，脾生脾气，肾有肾气。所以中医学在情志养生的时候，就会提到要加强个人修养，否则人体气机紊乱，自然脏腑就会受到相应伤害。就拿五脏来说，怒过伤肝，喜过伤心，悲过伤肺，恐过伤肾，思过则伤脾。

言归正传，我们再回到"药补不如食补"上来，为什么药补与食补同属中医学进补范畴，但食补却能起到药物所无法起到的作用呢？食补也称食养，指应用食物的营养来预防疾病，推迟衰老，延年益寿。药补乃中医学治疗虚证的方法之一，主要运用补益药物来调养机体，扶助正气，保持机体的阴阳平衡，增强机体的抗病能力，使其发挥扶正祛邪，促使康复的功能。

与药补相比，食补一般没有副作用，如果根据体质进行选用，可以使脏腑功能旺盛，气血充实，使机体适应自然界的应变能力增强，抵御和防止病邪侵袭，即中医学所谓"正气存内，邪不可干"。

比如胡桃肉、栗子、猪肾、甲鱼、狗肉等；防止神经衰弱，推迟大脑老化，可多吃些补脑利眠之食品，如猪脑、百合、大枣等；高血压、冠心病应多吃些芹菜、菠菜、黑木耳、山楂、海带等；防止视力退化应多吃蔬菜、胡萝卜、猪肝、甜瓜等。药补则是运用补益的中药来治疗人体的虚弱不足。归纳起来主要有气虚、血虚、阴虚、阳虚四大类。尽管可以用人参补气，用当归补血，用枸杞子补阴，用鹿茸补阳。但药补必须要有严格的分寸掌握，否则，根据病情不需要补的补了，而需要补的却没有恰到好处地补，则不仅无益，反而有害。

饮食过了不行，食补少了也不行。当然，这里的少了很多时候是一种身体出现了病况的表现，这一点我们从司马懿和诸葛亮的较量中就能有所体会了。三国时候的丞相诸葛亮，六出祁山，未得寸土，最后死在了五丈原。对于他的死，可以说司马懿早就有所察觉了。是谁泄露了机密吗？没有，要说有就是诸葛亮自己的人——蜀国使臣。为什么这么说呢？因为司马懿在向蜀国使臣的交流中，知道了诸葛亮"早起晚睡，罚二十板以上的事都要亲自处理"，尤为重要的是还"吃饭很少"。所以，司马懿自己也感叹说"孔明食少事繁，其能久乎？"点明了诸葛亮活不久的一个重要原因就是吃得太少了。所以，提醒那些废寝忘食的人，如果一味地操心费力，还事情繁多，过度用脑，又不注意饮食，必然会损坏健康。古人说"谋为过当，食饮不敌，养生之大患也"，说的也就是这个道理。

 ## 喝凉水也能噎死人

喝凉水也噎死人，这话我们经常说，尽管很少有噎死人的报道，但并非说这样的事情绝对不会发生，为什么呢？大饮则气逆。

大饮则气逆，此语出自《黄帝内经》，意思是说，一次喝水太多，可使身体气机上逆，而气机上逆，人的身体就会因为咳唾而不能平卧，感觉到恶心、呕吐等诸多的病变。

难道真的是如平常人们所说的那样，人要倒霉喝凉水都会被噎死吗？其实，这跟倒霉与否的关系不大，喝凉水本来就会噎人，道理何在呢？

水，是日常生活的必需品，而且现在有人说它是最好的药，也并非属于夸夸其谈。李时珍在《本草纲目》中也说"水去则营竭"。意思是说，如果没有水的话，那么，人体就会像禾苗没有水一样干枯。张仲景在《伤寒杂病论》中提到，"水入于经，其血乃成；谷入于胃，脉道乃行，水之于人不亦重乎？"李时珍在《本草纲目》中设《水部》，称水为百药之首。这也是中国在推崇水方面，大体到了一个极致，有了水是宇宙血液的说法。而婴幼儿身体里，近90%是水，只不过随着年龄的增加，水分相对减少，这也就是老年人皮肤发皱的一个原因。虽然年龄越大的人体内水分越少，但水在人体内占的比重还是挺大的。成年男人体内水分占体重的60%～70%，女人占55%～65%，老年人占50%。而且，水充满于人体的各种组织和器官，在血液中占83%，肌肉中占76%，肺和心脏中占80%，肾脏中占83%，肝脏中占68%，皮肤中占72%，骨骼中也有22%。从细胞的新陈代谢来看，人体内的水每5～18天就会全部更新，红细胞、白细胞每隔10天，胰脏每隔1～2天，胃黏膜、上皮细胞每隔2～3天就会更新。因此，说人体就是"装"水的容器，其实一点也不为过。正因为如此，所以，医学研究证实说，一个健康人如果十几天不吃饭仍可能维持生命，而如果没有了水，一般人3天就可能丧命。

水的重要性大体已经略知一二了，到底该如何利用水来养生呢？喝水也有很多讲究。这一点，《黄帝内经》在食忌中就认为，如果超量饮入了较多的水，跟吃了食物一样，照样会引起身体的不适。食物最为直接的是脾胃的问题，而水喝得太多，超出了肺的肃降和宣发功能，就会造成水液的停聚，从而使人体气机升降失调，造成一种气机逆乱的情况。从五行的生克关系来看，肺属金，肾属水，金能生水，大量的水液进入人体后，也会助长体内的水气，造成肾水反侮肺金，很明显的道理，肺的宣降功能就会受到影响。肺居五脏六腑之巅，形如华盖，其气以下行为顺，而且肺又为"水上之源"，可以"通调水道，下输膀胱"，就是说，肺能将脾转输来的水液。所以，肺受到影响，必然就会导致其传输问题。这问题就好像是堵住了一样的道理，所以，说水也噎人。

水这么重要，我们到底该怎么喝水呢？早上起床两大杯白开水，是不是真的就很科学呢？是不是早上起床的"神仙水"喝得越多就越好呢？自然不是，这一点根据《黄帝内经》提供给我们的养生大道之一的"饮食有节"就知道了。水既可以看作是药也可以看作是食物。从喝水本身来看，早上喝点水冲洗一下肠胃是很好的，有利于给那些"值班"

的或者刚"苏醒"过来的脏腑一个慰藉。就像我们起床洗脸一样，觉得神清气爽。但量上不宜太过，时机上需要把握。一般来说，以200～250毫升的杯子为例，每天喝6杯水，这个量最为恰当，而且，这6杯水并不是一起床就猛喝。6杯水的安排大体可以是，早晨起来1杯水，上午上班后1杯水、上午下班前1杯水，下午上班后1杯水、下午下班前1杯水，晚上睡前1杯水。

2000多年前，管子就曾指出："饮食节，则身利而寿命益；饮食不节，则形累而寿损。"我国古代养生学家认为，谷气胜元气，其人肥而不寿；元气胜谷气，其人瘦而寿。养生之术，常使谷气少，则病不生矣。《黄帝内经》则说："饮食自倍，肠胃乃伤。"可见，在水的问题上，按时定量的适度喝水，就能遵循《黄帝内经》做到"饮食"有节了。

 话要投机，食要择时

话不投机半句多，这个道理我们大体已经很清楚，甚至还能较好地去运用，比如，我们在办事的时候，一般都会看那些跟我们办事人的脸色，即使是很多冒充"人民公仆"的人也一样，最直接的是看他们有没有时间，可不敢耽误他们的那些大事，有时候甚至包括他们在看报纸，再者，就是看他们高不高兴，高兴就去办，不高兴尽量别自讨没趣。办事的时候，我们深谙此道，那么，养生呢？养生也一样，需要择时而动。

《黄帝内经》中有一句话，说的也就是这个道理。即"司岁备物"。也就是要按照大自然的阴阳之气来采备药物、食物，因为这样的药物、食物才是顺应天地之精气而生的，气味醇厚，营养价值高。这告诉我们一个什么样的养生道理呢？至少有两个方面。

其一是我们在吃的时候要讲究什么时候吃，比如早上，按时令养生应该在卯时即5点到7点之间开地户之门，此时应大便，而在辰时，即7点到9点，辰时胃经开始主持一天工作大局的时候，要吃早饭了。所以，从这里我们就知道，不吃早饭不行，那就是跟自己的胃过不去，因为这个时候就是胃在值班呀，跟自己的胃过不去，自然，你的身体就好不到哪儿去，所以，俗话有"早餐吃好之说"。

其二是吃的东西也要顺应四季而吃。现在很多的人在冬天吃到夏天的东西，为科学高唱凯歌，自然，科学是个好东西，但落实到这样一个养生的细节上来看，却未必值得宣扬和倾力提倡。为什么？道理很简单，吃的东西没有原来的味，这一点，我们在吃猪肉的时候大体就有很多的体会。现在吃饭，讲究一个气味，什么是气，又什么是味？在中医学看来，食物和药物都是由这两者即气和味组成的，气和味从何处而来呢？食物和药物之所以有原来的气和味，一个主要的原因就是因为这些食物和药物生在当令之时，即它们的生长与成熟符合了节气的变化，所以，才能得天地之精气。

从这个角度说，无论是药物还是食物，在采集的时候，要顺应其生长的周期，违背了春生夏长秋收冬藏的寒热消长规律，就会导致食品的寒热不调，气味混乱，没有了时令的气质，有其形而无其质。所以，夏天吃到白菜，很多人觉得是件不错的事情，但从养生的角度去看，远远没有冬天的营养，冬天吃到西红柿，很多人觉得满足了自己的口福之乐，但多没有什么味道。

由此可见，吃不仅是吃什么，还讲究在什么时候吃。所以，孔子也说"不时，不食"。

咸食折寿，淡食延年

民间素有"开门七件事，柴米油盐酱醋茶"之说。无论是谁，只要生活在这个世界上，柴米油盐是少不了的。柴已起了变化，现在人做饭烧煤、烧煤气、烧天然气、烧电了；米或许也不一定必须，西方人都吃面包，而且饮食的欧化在东方国家似乎成了一种时尚；油，因为心脑血管病越来越多，高脂肪饮食是罪魁祸首，所以人们对它开始敬畏起来。只是这盐是在我们这个很讲究饮食文化的民族中千年一贯地保留了下来，而且由于关乎民生大计，"民以食为天"，盐就是被包含在这个"食"中的。

盐对于人体确实是不可或缺的，不然为什么人生病了要到医院里去"吊盐水"呢？另外，我们的心脏缺少了它，会影响正常的收缩功能；肌肉缺少了它，容易发生抽筋；长期吃不到盐，会引起头发变白。但盐并不是吃得越多越好。中医学一贯主张少食盐，如《黄帝内经》中说："多食咸，则脉凝泣而变色。"意思是说，盐吃多了，可使脉中气血瘀滞，甚至改变颜色。恶霸地主黄世仁抢走了喜儿，杨白劳悲愤交加，喝下一碗腌咸菜用的盐水，便一命归西了。这是因为高浓度的盐液造成胃肠黏膜损伤，可致急性糜烂出血，人体组织脱水，而血液循环猛增，可致急性心力衰竭，岂有不致命之理。

饮食过咸有如下危害：

◎第一，饮食过咸会伤骨

饮食中钠盐过多，在肾小管重吸收方面，过多的钠离子与钙离子相竞争，使钙的排泄增加。同时，钠盐还刺激人的甲状旁腺素，激活"破骨细胞"膜上的腺苷酸环化酶，促使骨盐溶解，破坏骨质代谢的动态平衡，因而易发生骨质疏松症甚至内折。

◎第二，饮食过咸易患感冒

现代医学研究发现，人体内氯化钠浓度过高时，钠离子可抑制呼吸道细胞的活性，使细胞免疫能力降低，同时由于口腔内唾液分泌减少，使口腔内溶菌酶减少，这样口腔咽部的感冒病毒就易于侵入呼吸道。同时，由于血中氯化钠浓度增高，也可使人体内干扰素减少以致抵抗力降低。上述种种原因导致日常吃盐的人易感冒。

◎第三，饮食过咸会加重糖尿病

新近国外专家在实验中发现，食物中的钠含量与淀粉的消化、吸收速度和血糖反应有着直接的关系。食盐可以通过刺激淀粉酶的活性而加速对淀粉的消化，或加速了小肠对消化释出的葡萄糖的吸收，以致出现进食高盐食物者，其血浆葡萄糖浓度高于进食低盐食物者，因而学者们提醒患糖尿病病人应限制食盐摄入量，作为防治糖尿病的一种辅助措施。

◎第四，饮食过咸易诱发支气管哮喘

国外一些学者在实验中发现，这种病的病人在摄入钠盐量增加后，对组胺的反应性增加，易于发病使病情加重，因而限制钠盐，可以在一定程度上预防支气管哮喘的发生和加重。

◎第五，饮食过咸可以引起胃炎、胃癌的发生

食入过量的高盐食物后，因食盐的渗透压高，对胃黏膜会造成直

接损害。动物实验表明，当喂给大白鼠浓度（12%或20%）的食盐水以后，鼠的胃黏膜产生广泛弥漫性充血、水肿、糜烂、出血和坏死，而低浓度的食盐水则不会引起这些病理改变，高盐食物还能使胃酸减少，并能抑制前列腺素E的合成。这样就使胃黏膜易受损而产生胃炎或胃溃疡。同时高盐及盐渍食物中含有大量的硝酸盐，它胃内被细菌转变为硝酸盐，然后与食物中的胺结合成亚硝铵，具有极强的致癌性。

此外，饮食过咸还可使人罹患高血压，加重心脏负担，促发心力衰竭，出现全身浮肿及腹水。患有肾炎、肝硬化的人，也会因过度咸食而加重水肿。

吃得过咸影响健康，这已经毋庸置疑。盐又是人体所必需的食品之一，那么我们应该吃多少才符合健康的要求呢？

营养学家建议每人每天摄入5克盐为宜，一个三口之家一天15克，一个月按30天计算应该是450克。不过应注意酱油里有盐，咸菜里有盐，早晨还吃了1个咸鸭蛋，这里的盐也不能不算啊。所以若说一天5克盐，对一般人而言，实在也难掌握，即使营养学家恐怕也不能把家里的厨房变成化学实验室来测定一天到底只能吃多少盐。不过中国营养学会做过调查，倒有参考价值。据调查我国北方居民每人每天摄入食盐15～18克，我国南方居民为10～12克，这下好办了，看来北方同志们要把盐的摄入减少2／3，南方的同胞要减少1／2，虽然不很精确，但大致有了个数。

接下来的问题便是又回归到"淡而无味"的问题了，不过我想吃得咸和吃得淡是一个习惯问题。为了健康，习惯应该是可以改的。如粤

少盐

菜相对而言比较淡些，如今粤菜已风行全国，北方同胞吃粤菜也很乐意的。足见淡未必就"无味"，还是可以在烹调上下点工夫的。总之，吃得淡点有益健康，这已成为人们的一大养生常识。因此，为了我们的健康，我们一定要改掉嗜咸的毛病。

 ## 晚餐少吃口，活到九十九

俗话说："晚餐少吃口，活到九十九。"《黄帝内经》中有"胃不和则卧不安"一语，意思就是说胃不舒服就睡不安稳。同时在《素问·厥论》有"腹满胀，后不利，不欲食，食则呕，不得卧"的论述。两者的道理一样，就是指饮食不当、脾胃功能失调就会影响睡眠。然而，快节奏的生活方式，使不少家庭养成了一种早餐、中餐马虎、晚餐丰盛的生活习惯。这种习惯潜伏着很多问题，给人们的健康留下了诸多隐患。有关专家认为，当今人们的晚餐问题很多，应当引起高度重视。

◎第一，晚餐太晚

一日三餐有规律才有利于人体健康。现在不少人的早、中餐基本上是定时的，唯有晚餐的时间很乱，一些家庭要到晚上八九点钟，甚至10点多钟才进晚餐。据国外专家研究，尿路结石与晚餐太晚有关。人体排尿高峰一般在饭后4～5小时，晚餐后不久就睡觉，产生的尿液会全部潴留在尿路中不能及时排出体外，尿路中尿液的钙含量也就不断增加，久而久之就会形成尿路结石。

◎第二，比例失调

一般来说，早、中、晚三餐的比例应为3：4：3，如果9～10点睡觉，早、中、晚餐比例应为4：4：2。这样既能保证活动时能量的供给，又能在睡眠中让胃肠得到休息。尽管很多人知道晚餐太饱的危害，但家人团聚，说说笑笑，会不知不觉地过量进食。

◎第三，营养过剩

晚餐菜肴丰盛，且多是高蛋白、高脂肪、高能量食物。

晚餐中存在的问题严重损害人们的身心健康。危害老年人健康的心绞痛、糖尿病、心肌梗死与长期进食丰盛的晚餐有十分密切的关系。大量的高蛋白、高脂肪、高能量食物，会使血脂、血糖猛然升高，睡眠时血流缓慢，大量血脂的凝固性增强，极易沉积在血管壁上，促使动脉硬化和血栓的形成，又可导致肝脏制造更多的低密度和极低密度脂蛋白，把过多的胆固醇运载到动脉壁堆积起来，造成"雪上加霜"的局面。

丰盛的晚餐还是恶性肿瘤，尤其是结肠癌的重要诱发因素。一日的副食品大部分由晚上一餐吃下，活动又减少，必然有一部分蛋白质不能消化，也有小部分消化产物不能吸收，这些物质在大肠内受到厌氧菌的作用，会产生肠内毒素，可对大脑产生毒性刺激，促使大肠癌的发生。

一项试验结果表明，晚餐过饱会使人在睡眠中常做噩梦，久而久之引发失眠、神经衰弱等病症。有专家认为，长期失眠、多梦的病人，不妨在晚餐上找找原因。少而精的晚餐，或许可以帮助你解除失眠、多梦的痛苦。